AF216013

ZWILLINGE

das Magazin

Das Mitmach-Magazin für Zwillings- & Drillingseltern

Band 41
November/Dezember 2019

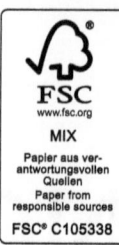

© Marion von Gratkowski
Postfach 40 11 11
D-86890 Landsberg
Tel. 0049-(0)8344-809 95 39
info@twins.de
www.twins.de
Redaktion: Marion von Gratkowski
Titelfoto: Domenik & Marc Schmitz
Fotos & Texte: Privat
Herstellung & Verlag: BoD - Books on
Demand, Norderstedt
1. Auflage November 2019
ISBN 978-3-7504-2054-0

ZWILLINGE - DAS MAGAZIN Ausgabe Nov./Dez. 2019 Nr. 41: 7,99 €, auch als E-Book für 5,99 €. ISBN 978-3-7504-2054-0

Bestellbar auf www. twins.de oder im Buchhandel - online & Laden.

Liebe Leserin, lieber Leser,
liebe Zwillingseltern, liebe Drillingseltern,

es gibt heute eine gute und eine schlechte Nachricht. Fangen wir mit der guten Nachricht an. Ich bin erneut Oma von einem kleinen Enkelkind geworden. Nachdem uns unser Zwillingssohn Maximilian und natürlich seine Frau Stephanie im Sommer 2018 eine kleine Josephine beschert hatten, hat jetzt am 9.9.2019 unser zweiter Zwillingssohn Constantin „nachgelegt" und zusammen mit seiner Freundin Nanna einen kleinen Leonard bekommen.

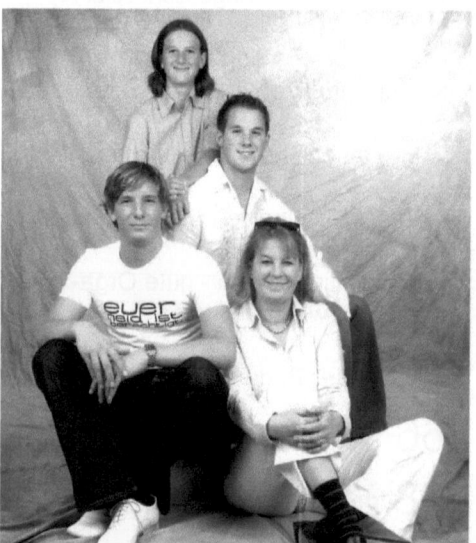

Constantin (von links), Nicolai, Maximilian und Marion von Gratkowski

Oma sein - die ganz andere Erfahrung

Wir haben den kleinen Leonard gerade zum ersten Mal besucht. Er ist jetzt acht Wochen alt. Und anders als beim Finchen, habe ich mich diesmal an das winzige Baby rangetraut und es sogar mehr als eine Stunde lang im Arm gehalten, weil es so schön schlief. Wenn man bedenkt, dass Leonards Vater gerade mal nur halb so schwer bei seiner sieben Wochen zu frühen Geburt war ... unvorstellbar, heute.
Schade, dass meine Kinder so weit weg leben und damit natürlich auch die Enkelkinder - Josephine lebt mit ihren Eltern in Hamburg, Leonard in der Nähe von Frankfurt. Wir Großeltern werden die Enkel erst häufiger sehen, wenn wir ab kommendem Jahr in Rente sind.

Zeit zum Aufhören - und so geht es weiter ...

Und das bringt mich zu Punkt 2 meines diesmaligen Editorials: Ich wurde ab November 2019 pensioniert und werde dann eine eher bescheidene Rente beziehen.
Das bringt es mit sich, dass ich die Zeitschrift ZWILLINGE auch in ihrer neuen Form als ZWILLINGE - DAS MAGAZIN mit diesem Heft einstellen werde. Ich habe die Zeitschrift für Zwillingseltern 32 Jahre lang sehr gerne gemacht und das ist eine lange Zeit. Und auch ich habe noch ein Leben nach „Zwillinge(n)" verdient.
Meine neue Leidenschaft sind das Stricken und Schreiben von Anleitungsbüchern zum Thema Stricken & Häkeln. Wen's interessiert ... hier schreibe ich unter meinem Pseudonym Theresia Ostendorfer.
Eine kleine Kostprobe meiner Ideen haben Sie schon mit einer Babyschühchenanleitung im

vergangenen Heft kennen lernen können. Und auch hier geht's weiter ... auf Seite 32 stelle ich Ihnen eine Kindermütze vor, die ich für mein Buch „Lettische Borte & Co." entworfen habe. Dieses und andere Bücher können Sie auf meiner Seite www.landsach.de und im Buchhandel bestellen.

Was ist Landsach für eine Seite? Wie der Name schon sagt, werden auf der Internetseite www.landsach.de Sachen vom Land vorgestellt - schöne Sachen. Da geht es um allerlei ländliche Themen, aber auch um Tipps für schöne Urlaube, tolle Landgasthöfe und regionales Essen. Natürlich auch um die ländlichen Handarbeiten, die ich schon lange - bisher nebenbei - mache. Und jetzt habe ich eben mehr Zeit für dieses Hobby und vielleicht auch endlich für meinen lange geplanten Krimi ...

Vielleicht hören wir uns auf einer anderen Ebene wieder? Ich würde mich freuen! Viel Spaß beim Lesen -

Ihre/Eure Marion von Gratkowski

Keine Literatur für Zwillingseltern mehr?

Heutige Zwillingseltern (Eltern) lesen weniger. Im Zeitalter des Internet kauft man keine Bücher mehr. Insgesamt lesen die Menschen weniger.

Man informiert sich per Mausclick im Internet ... es gibt zahlreiche Blogs, auf denen sich Zwillings- und Drillingseltern austauschen können. Somit ist unsere Zeitschrift ZWILLINGE „obsolet" geworden, wie mir einmal eine missgelaunte Zwillingsmutter mitteilte. Uuups. Das war einmal ein Wort, das sogar ich noch nicht kannte. Auf Deutsch: Sie meinte, ZWILLINGE braucht man nicht mehr.

Gut. Das habe ich über die letzten zehn Jahre endlich kapiert. Aus den stolzen 5.500 Abonnenten unserer damals monatlich erscheinenden Zeitschrift sind es jetzt knapp 100 geworden. Nicht der Rede wert ... aber die Arbeit ist die gleiche geblieben. Stimmt allerdings nicht. Die Arbeit ist trotz der neuen, zweimonatlichen Erscheinungsweise, größer geworden, da mir die vielen Themen und Beiträge fehlen, die frühere Leserinnen gerne schickten, weil sie begeistert ihre eigenen Erfahrungen weitergeben wollten.

Ich kann verstehen, dass in unserer heutigen schnelllebigen Zeit, wo die meisten Mütter arbeiten müssen und gar nicht so lange Pause machen können, die schnelle Info gefragt ist. Und natürlich auch kaum Zeit da ist, um einen Beitrag für ZWILLINGE - DAS MAGAZIN zu schreiben, zumal, wenn man selten etwas schreibt.

Was mich ein bisschen ärgert, ist die Tatsache, dass heutige Zwillingsbloggerinnen gerade so tun, als wenn sie das Thema „erfunden" hätten. Das, was sie heute als Top-News verbreiten, stand schon vor vielen, vielen Jahren in unserer Zeitschrift.

Und steht auch in unseren Büchern, die es weiterhin geben wird. Unser Zwillingsbuchprogramm wird nicht eingestellt und bleibt sicher die nächsten Jahre noch erhalten. Und das nicht, weil wir noch auf Bergen von Büchern sitzen, sondern, weil Bücher immer noch gekauft werden, im Gegensatz zu unserer Zeitung.

Unsere Bücher gibt es derzeit noch unter www.twins.de und weiterhin im Buchhandel und zwar sowohl in Ladengeschäften, wie auch auf Internet-Bestell-Plattformen.

Briefe an die Redaktion

Eigentlich wollten wir die Rubrik „Leserbriefe" weglassen. Aber es wäre doch schade, wenn unsere Leserinnen und Leser keinen Beitrag mehr kommentieren dürften. Also - einigen wir uns darauf, nur zwei Seiten (statt bisher vier) zu veröffentlichen. Und diesmal ist es nur eine Seite ... leider.

Familie K. ist schon lange beim Abo ZWILLINGE dabei ... kurz vor Schluss haben wir noch sehr schöne Fotos von Anton und Johannes erhalten.

Wie schnell die Jahre verfliegen! Wir senden Ihnen heute ein paar Fotos für Ihre tolle Zeitschrift. Die „Niedlichkeit" der Jungs geht so langsam verloren, aber vielleicht können Sie das ein oder andere Foto noch gebrauchen! Liebe Grüße Familie K.

Das sagt die Redaktion dazu: Schade, dass wir ZWILLINGE einstellen. Mit den schönen Fotos hätten wir noch eine Weile weitermachen können ... es fehlen uns leider Texte.

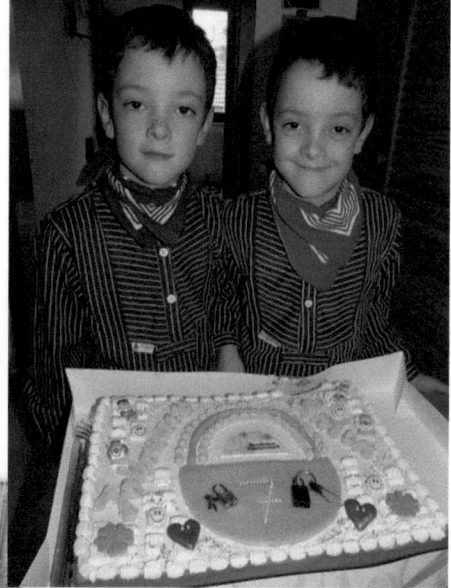

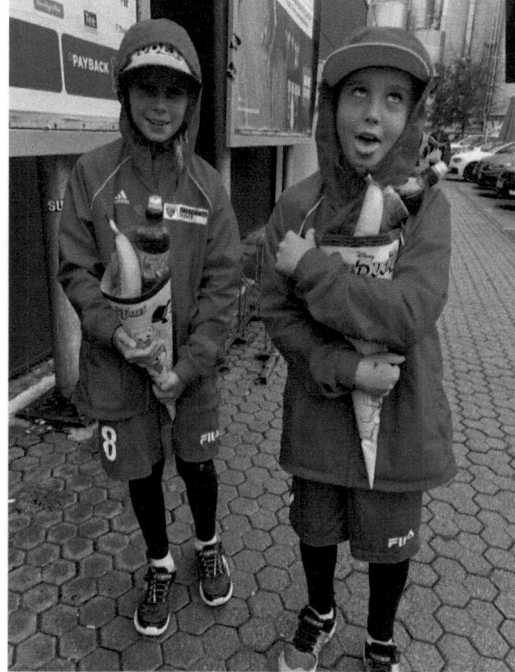

Hier werden Johannes und Anton stolze sieben Jahre alt. Und dafür gibt's einen tollen Geburtstagskuchen.

Auch von Leonie (links) und Leon haben wir viele schöne Fotos über all die Jahre bekommen. Doch ohne Text keine Zeitschrift ... und da immer weniger Leser und Leserinnen schreiben, endet unsere schöne Zeitschrift mit dieser Ausgabe.

Die Schule hat wieder angefangen ... Leon (rechts) findet das nicht so gut ...

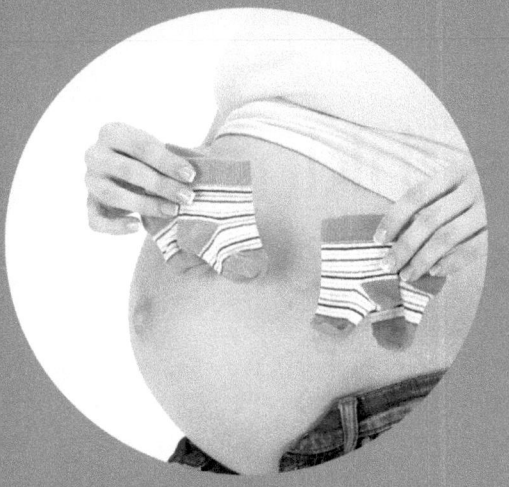

GEBURTSVORBEREITUNG FÜR ZWILLINGSSCHWANGERE
IN BERLIN

INHALT

- Wahl des Geburtsortes
- Erstausstattung
- Geburtsverlauf, Geburtspositionen
- Natürliche Geburt / Kaiserschnitt / BEL
- Informationen über Klinikroutinen
- Bindung vor und nach der Geburt
- Stillvorbereitung
- Die ersten Tage mit Zwillingen / Wochenbett
- Unterstützungsmöglichkeiten
- Frühchen
- Austausch und individuelle Fragen

PRAKTISCHE ÜBUNGEN

Atem- und Entspannungsübungen
Körperarbeit, Masssagen
Gedanken-/Geburtsreise
Schulung der Körperwahrnehmung

INFORMATIONEN

Wann:
Neue Termine auf Nachfrage.

Wo:
Stubenrauchstrasse 5
12161 Berlin

Wieviel:
Gesetzlichversicherte: keine*
Privatversicherte: 163,20 €
Partner: 120 € **

* Der Kostenanteil für Schwangere wird durch Teilnahmebestätigung direkt mit der Krankenkasse abgerechnet.
**Der Partneranteil wird von einigen Krankenkassen erstattet.

Wer:
Jana Friedrich (Hebamme)
Inga Sarrazin (Zwillingsmutter und Stillberaterin (AFS)

Wie:
jana@hebammenblog.de
inga.sarrazin@maternita.de

Was:
Versichertenkarte
gemütliche Kleidung
Partner

Unsere Wunschkinder: endlich sind sie da!

Mehr als 15 Jahre lang versuchten Nadine und ihr Mann, Eltern zu werden. Aus Wochen wurden Monate, aus Monaten Jahre und plötzlich gab es eine Erfolgsmeldung. Nadine war endlich schwanger! Nach einer relativ problemlosen Schwangerschaft wurden Isy und Valy geboren. Für ihre Eltern anschließend eine echte Herausforderung.

Unsere zwei Engerl haben lange auf sich warten lassen. 15 Jahre Kinderwunsch zehren. Ein Arzt nach dem anderen, ein Kinderwunschinstitut nach dem anderen, ein Monat nach dem anderen, ein Jahr nach dem anderen …

Das lange Warten hat ein Ende: endlich schwanger!

Sieben oder acht künstliche Befruchtungen blieben fruchtlos und dann sollte es endlich funktionieren. Der letzte Versuch hatten wir gesagt … Ich machte den Test am Pfingstsonntag - der erste Schwangerschaftstest in meinem Leben, der positiv war. Unglaublich.
Ich habe meinen Freudentränen eine halbe Stunde freien Lauf gelassen. 15 Jahre Verzweiflung sind dabei im Kissen gelandet. Dann war ich bereit, meine „bessere zweite Hälfte" zu wecken und ihm die frohe Botschaft mitzuteilen.

Nur keine Euphorie: Noch ist das Baby gar nicht da!

Tja, und er hat mich sofort in die Realität zurückgeholt und gemeint, dass ich ja dann wieder normal werden könne und am Boden bleiben solle. Das Baby sei ja noch gar nicht da.
Eine Woche später bekam ich plötzlich starke Blutungen und hab mich in meiner Verzweiflung von meiner Nachbarin sofort ins Krankenhaus fahren lassen. Dort ließen sie mich elendige vier Stunden warten, doch dann durfte ich erfahren, dass wir Zwillinge erwarten. Beide Herzen schlugen. Unglaublich. Zwillinge. Toll.
Die Schwangerschaft verlief dann ganz gut. Mir war wenig übel und ich konnte bis zum siebten Monat sogar voll arbeiten, dann hat mich mein Arzt in den Mutterschutz geschickt. Da hatte ich dann schon sehr mit dem Karpaltunnelsydrom zu tun und Wasseransammlungen im ganzen Körper machte mir auch zu schaffen. Ich brauchte neue Schuhe - stattliche drei Nummern größer als normal ...

Und dann doch einige Probleme in der 32. Woche.

In der 32. Woche ging es mir auf einmal schlecht und immer schlechter. In der Nacht vom 11.12. auf 12.12.2017 hab ich mich nur noch übergeben und um vier Uhr morgens fuhren wir dann ins Krankenhaus. Dort wurde ich an das CTG gehängt. Den Kindern ging es gut, hieß es, ich hätte wohl nur eine Infektion. Sie wollten mir Infusionen geben und mich zu Mittag wieder heimschicken.
Also fuhr meine „bessere zweite Hälfte" zur Arbeit und ich wurde zur weiteren

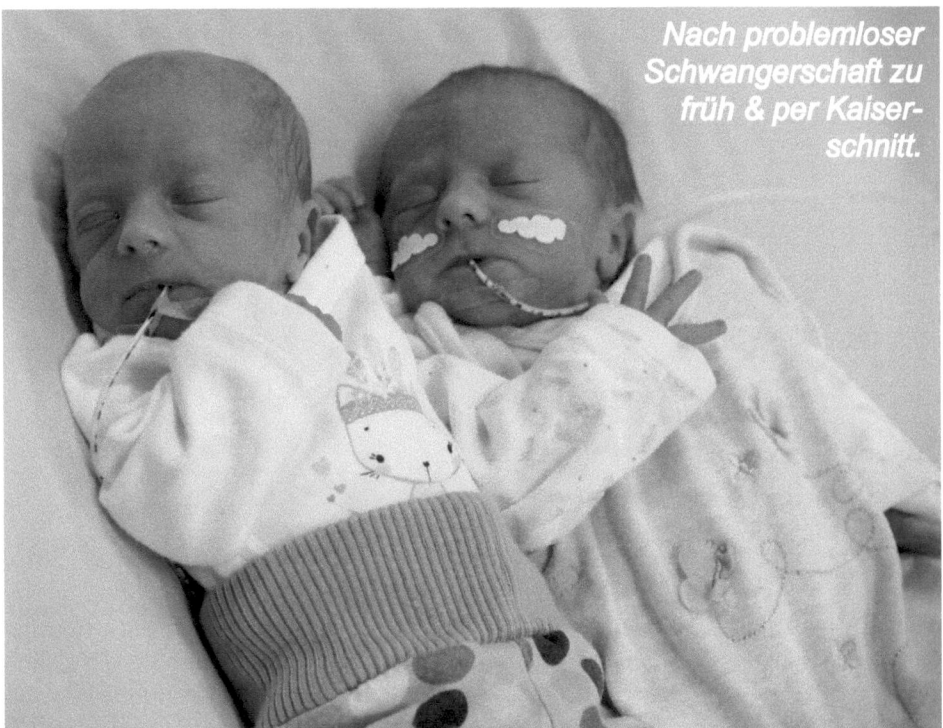

Nach problemloser Schwangerschaft zu früh & per Kaiserschnitt.

Behandlung auf ein Zimmer gebracht. Auf einmal kam eine Ärztin und meinte, dass anhand der Blutwerte herausgefunden worden war, dass ich eine Schwangerschaftsvergiftung hätte. Sie wollten mich in den Kreißsaal bringen und die Kinder heute noch holen. Ich sollte doch bitte dem Papa Bescheid geben.

Statt Entlassung nach Hause - ein Kaiserschnitt.

OK. Da war es 10 Uhr. Zwei Stunden später haben unsere beiden Mädchen Isabella Therese und Valentina Marie bereits per Kaiserschnitt das Licht der Welt erblickt. Isy mit 1.640 und Valy mit 1.265 Gramm. Und Valentina musste da schon zeigen, dass sie gut brüllen kann.

Ich kam auf die Intensivstation und meine Mädels einen Tag später in die Kinderklinik, da sie über Nacht nochmal 50 Gramm abgenommen hatten.

Ich habe angefangen, alle drei Stunden abzupumpen - auch wenn noch keine Milch kam. Ich wollte doch so gerne stillen. Vier Tage später wurde ich dann auch in die Kinderklinik verlegt und durfte meine Mädels das erste Mal sehen. Das war ein unvergesslicher Moment. So klein und so zerbrechlich lagen sie da. Jede in ihrem eigenen Brutkasten. Isy brauchte noch Sauerstoffunterstützung, ansonsten ging es beiden gut. Ernährt wurden sie durch eine Sonde und ständig piepte ein Kontrollgerät. Das Känguruen haben wir immer sehr genossen und sind nahezu jedes Mal dabei eingeschlafen.

Die beiden waren insgesamt 17 Tage auf der Neonatologie und dann wurden sie für weitere 17 Tage auf die Neugeborenenstation verlegt. Eine anstrengende Zeit. Aber nichts im Vergleich zu der Zeit als sie nach Hause kamen ...

Viele Medikamente, Kontrollmonitore und Überforderung durch Unwissenheit

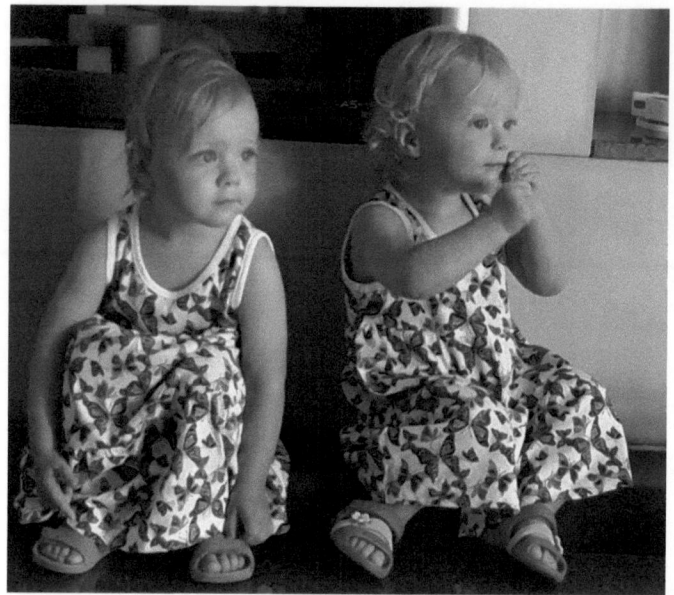

Isabella und Valentina aus Österreich sind jetzt circa 18 Monate alt. Ihren Eltern fiel die Umstellung auf den neuen Alltag nicht leicht. Und immer noch muss am Thema Schlafen „gearbeitet" werden. Aber diese Phase kennen wohl die meisten Zwillingseltern.

machte uns 40- und 45 jährigen das Leben mit den Zwillingen am Anfang schwer.

Am Anfang fiel uns die große Umstellung schwer.

Abpumpen und alle drei Stunden Flasche geben, mit Aufstoßen zwischendrin konnte schon mal 50 bis 60 Minuten dauern. Schlaf unsererseits wurde in den ersten fünf bis sechs Monaten „überbewertet". Nach zwei Monaten landete ich bei einer Psychologin, nach vier Monaten in der Nervenanstalt, wo ich Nerventabletten bekam und wieder nach Hause durfte. Ich hatte Tage, wo ich meine Wunschkinder nicht mehr anfassen, geschweige denn wickeln oder ihnen die Flasche geben wollte, so fertig war ich.

Nach circa sechs Monaten wurde unser Leben etwas leichter und mit Breibeginn auch spannender. Beide haben ganz gut gegessen. Valentina war und ist immer noch kein Fan von Getreidebrei. Naja, dafür liebt sie Pasta in jeder Form - Hauptsache ohne Käse.

Mit neun Monaten hat Valentina ihren ersten Zahn bekommen. Festgestellt auf der Kindersegnung von meiner Cousine Tina. Mit einem Jahr hatte sie vier Zähne und Isabella hatte gerade große Mühe mit ihrem ersten Zahn. Bis gestern glaubte ich, sie hätte jetzt zwei Zähne. Doch vor drei Stunden habe ich zufällig festgestellt: sie hat auch schon vier Zähne!

Das Thema „Schlafen" gestaltet sich noch immer schwierig. Ich glaube, bis zum 9. Monat hat Isabella zu 80 Prozent durchgeschlafen. Als sie 13 Monate war, wurde es wieder turbulent. Bei Valentina das erste Mal nach einer Norovirusinfektion mit 13 Monaten.

Zur Zeit (sie sind jetzt 14. Monat alt) ist jede Nacht ein Überraschungspaket. Tagsüber schliefen sie bis jetzt nur in der Federwiege, im Auto oder im Kinderwagen. Heute hielten sie das erste Mal Mittagsschlaf (seit drei Tagen brauchen sie nur noch diese eine Unterbrechung) im Bett. 30 Minuten, dann gab's wieder Gebrüll. Ich konnte sie wieder beruhigen, was nicht leicht ist, schlafen sie doch in getrennten Zimmern..

Mal sehen, wie es noch weitergeht. Wir sind gespannt. (Nadine G.)

Zwillinge nach 8 Jahren

Bei Kerstin L. hat es immerhin acht lange Jahre gedauert. Die Zwillingsmutter aus Berlin hat Schwangerschaft und Geburt gut gemeistert.

Es war einmal ... so ungefähr könnte ich anfangen, da alles schon so lange her ist. Doch nach einer gut achtjährigen Odyssee von Arzt zu Arzt und Krankenhaus zu Krankenhaus und nach diversen Hormoncocktails, war es nun endlich so weit: Ich war schwanger! Schon in der 5. Schwangerschaftswoche wurde festgestellt: Es werden Zwillinge. Mein Mann und ich, wir freuten uns riesig und diese positive Einstellung hat sich sicher auch auf den Verlauf der Schwangerschaft ausgewirkt. Mir ging es so gut wie schon lange nicht mehr.

Ich wurde runder und runder (Bauchumfang von 73 auf 114 Zentimeter - siehe Foto). Von hinten hat man gar nicht gesehen, dass ich schwanger bin. Oft wurde ich gefragt, ob der Bauch wirklich echt ist ...(als ob man sich aus Spaß einen Medizinball unter den Pulli klemmen würde)!

In der 39. Woche wollten mich die Ärzte von meinem „Ballast" erlösen und leiteten die Geburt ein. Leider dauerte die Prozedur fast drei Tage und am Ende musste doch ein Kaiserschnitt gemacht werden (mit PDA), weil bei unserem Söhnchen, das als zweiter in Beckenendlage lag, die Herztöne immer mehr absackten. Doch dann waren sie da! Gesund und munter! Zwei Sonntagskinder. Der Kleine musste dann zwar für vier Tage auf die Kinderstation, weil der Blutzuckerspiegel zu niedrig war, aber ich wurde wenigstens zweimal am Tag zu ihm gebracht, um ihn zu stillen. Es hatte in gewisser Weise auch etwas Gutes, sich erst einmal nur um ein Kind kümmern zu müssen (so dachte ich mir -> positives Denken), denn nicht nur der Kaiserschnitt hatte mich sehr mitgenommen, ich bekam auch noch eine fiebrige Magen-Darmgrippe und einen fürchterlich juckenden Ausschlag am ganzen Körper (von der Krankenhauswäsche).

Zum eigentlichen Geburtstermin kamen wir dann alle drei nach Hause. Die Kinder sind gesund und munter und auch meinem Mann und mir geht es gut. Dank der guten Muttermilch bringt unsere kleine Amber jetzt gut achteinhalb und unser Joshua über neun Pfund auf die Waage. Ich stille beide Kinder noch voll und habe nebenbei schon einen beträchtlichen Vorrat an Muttermilch im Gefrierschrank angelegt.

Dass ich die Schwangerschaft, die Geburt und jetzt die Zeit so gut gemeistert habe, ist mir nicht nur durch ein liebevolles und fürsorgliches Ärzte-Schwestern- und Hebammen-Team geglückt, sondern auch durch Eure gute Literatur. Danke dafür!

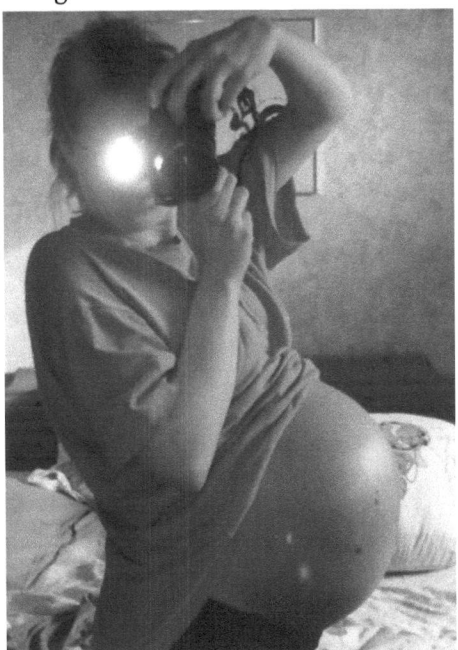

Immer mehr Kaiserschnitte - warum?

In meinem Umfeld gibt es aktuell immer mehr Kaiserschnitte. Im August 2018 wurde mein Enkelkind Nummer 1 Josephine per Kaiserschnitt geboren, jetzt mein Enkelchen Nummer 2 Leonard ebenfalls per Kaiserschnitt. Während ich Urlaub in USA machte, wurden Gabriel, der Sohn von Freunden und ein kleines Mädchen aus der weiteren Verwandtschaft per Kaiserschnitt geboren. Alles Einzelfälle oder nimmt die Kaiserschnittrate tatsächlich zu?

Während bei Einlingen die Kaiserschnittrate in den den letzten Jahren gestiegen sind, waren operative Entbindungen bei Zwillingen immer schon an der Tagesordnung.

Lageanomalien häufiger bei Zwillingen.

Woran liegt das? Bei Zwillingen kommt es entscheidend auf die Lage der Babys im Mutterleib an. Liegt der führende Zwilling in Beckenendlage, also falsch herum, ist ein Kaiserschnitt sehr wahrscheinlich.
Liegt der erste Zwilling mit dem Kopf nach unten und der zweite falsch, dann wird man abwägen ... Zwillinge sind nicht immer, aber oft, kleiner (zierlicher) als einzeln geborene Kinder. Dann wird auch eine „Steißgeburt" möglicher.
Auch bei mir lag der zweite Zwilling falsch und wurde vaginal entbunden, da beide Kinder sieben Wochen zu früh geboren, nicht zu groß dafür waren. Constantin wog damals 1.800 Gramm.
Andere Gründe für Kaiserschnittentbindungen können (bei Zwillingen) sein:

• Eine Plazenta praevia, sie liegt vor dem Geburtskanal. Aber auch Einlinge würden in so einem Fall per Kaiserschnitt entbunden werden.

• Wenn Zwillinge viel zu früh geboren werden, auch dann wird meist ein Kaiserschnitt gemacht, um die Frühchen zu schonen.

• Auch Zwillinge, die bis zum errechneten Geburtstermin ausgetragen werden konnten, bedingen oft einen Kaiserschnitt: Der Grund kann sein, dass sie sich gegenseitig blockieren oder dass die Gebärmutter so überdehnt ist, dass sie sich nicht mehr wirkungsvoll zusammenziehen kann.

• Ein bisschen spielt vielleicht auch eine Rolle, dass eine Kaiserschnittgeburt besser planbar ist. Dadurch kommt es zu einer Steigerung der Kaiserschnittrate, die so vielleicht nicht sein müsste.

Dass Kaiserschnittgeburten den Kliniken mehr Geld in die Kasse bringen, möchte ich hier gar nicht unterstellen. Auf jeden Fall ist es wichtig, im Vorfeld abzuklären, unter welchen Bedingungen eine natürliche Geburt von Zwillingen möglich ist.

Vertrauen ist am wichtigsten.

Wichtig: Sie müssen sich in der Klinik Ihrer Wahl gut aufgehoben fühlen.

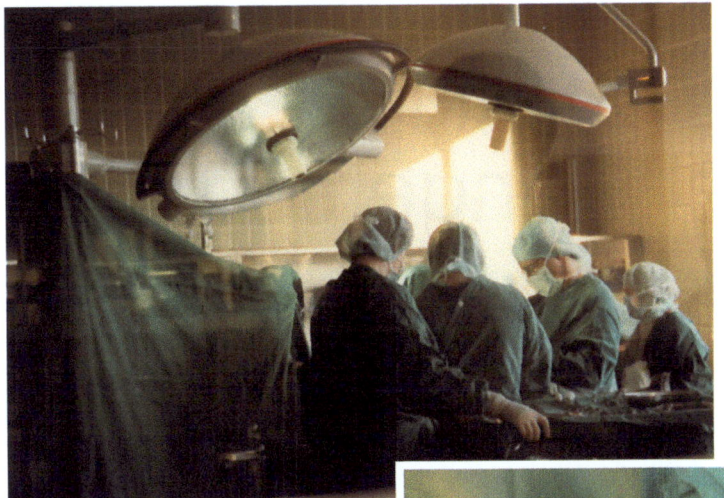

Alles in Grün ... da kann einem schon ganz komisch werden. Das OP-Feld ist durch einen Sichtschutz verdeckt.

Julian ist der erste, der geholt wird (hier rechts). Zwillingsschwester Miriam kommt gleich hinterher (hier unten).

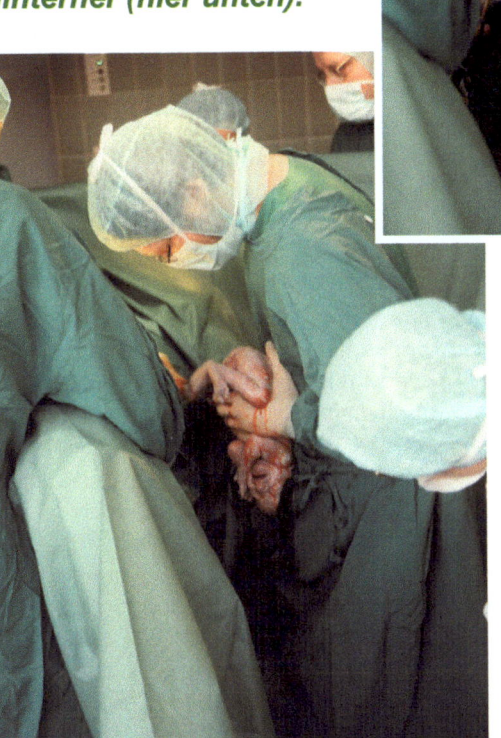

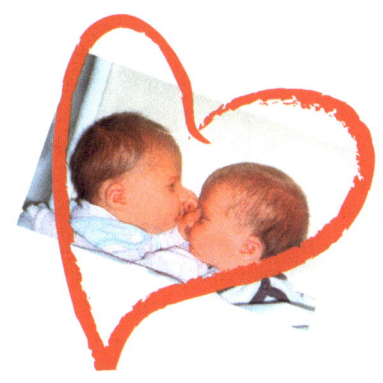

Unsere Drillinge - von der Schwangerschaft bis heute

Manchmal ist es besser, sich im Vorfeld nicht so viele Gedanken zu machen. Drillingsfamilie B. ging das „Abenteuer Drillinge" positiv und gelassen an. Wie Mama B. dann feststellen musste, waren sie doch ein wenig naiv. Aber: mit Hilfe einer strikten Organisation und dem Einsatz freiwilliger und bezahlter Helfer hat es bis heute gut geklappt.

Ich hatte schon lange vor, Euch etwas zu unseren Drillingen zu schreiben. Doch leider fehlt mir oft die Zeit, wie es wohl bei den meisten Drillingseltern so er Fall sein wird.

Ich schreibe einfach von Anfang bis jetzt, wie wir unsere Drillinge erlebt haben und was mir so einfällt. Ihr könnt dann je nach Bedarf das passende zu Euren Themen raussuchen.

Die Schwangerschaft

Ich hatte eine total super Schwangerschaft. In der 6. Schwangerschaftswoche haben wir erfahren, dass es Drillinge werden. Die Freude war groß. Wir hatten auch keinerlei Bedenken mit den dreien klar zu kommen. Wir hatten allerdings auch keine Ahnung, was es heißt, drei Babys zu haben. Von daher haben wir alles sehr locker gesehen.

In der 13. Schwangerschaftswoche bekam ich Blutungen. Ich ging sofort zu meiner Frauenärztin, da ich schon das Schlimmste befürchtete. Es stellte sich aber als ganz harmlos heraus. Es hatte sich nur ein wenig von der Gebärmutter gelöst. Ich habe die nächsten zwei Wo-

chen viel gelegen und dann war eigentlich alles wieder in Ordnung. Ich muss dazu sagen, dass ich in Krankenhäusern immer etwas Panik bekomme. Wenn ich im Krankenhaus bin, fühle ich mich einsam und muss immerzu weinen. Gott sei Dank brauchte ich nicht ins Krankenhaus. Allerdings war ich fast täglich zur Beobachtung bei meiner Ärztin.

In der 20. Schwangerschaftswoche wurde der Muttermund zugenäht. Da ließ es sich nicht vermeiden und ich war fünf lange Tage im Krankenhaus.

In der 32. Woche war ich dann noch mal für fünf Tage im Krankenhaus zur Lungenreifung. In der 26. Schwangerschaftswoche hatte ich mich in einer Dortmunder Klinik vorgestellt. Dort wollten sie mich gleich dabehalten. Das wäre so üblich bei Drillingsschwangerschaften, um Gefahren vorzubeugen. Da kann ja jeder denken, was er möchte, aber meiner Meinung nach, wäre das zu früh. Mir ging es ja auch total gut, warum sollte ich mich also wochenlang dort ins Bett legen und dreimal täglich das CTG über mich ergehen lassen? Bei dem Gedanken fing ich schon an zu heulen. Ich habe also

Weiterlesen auf Seite 16

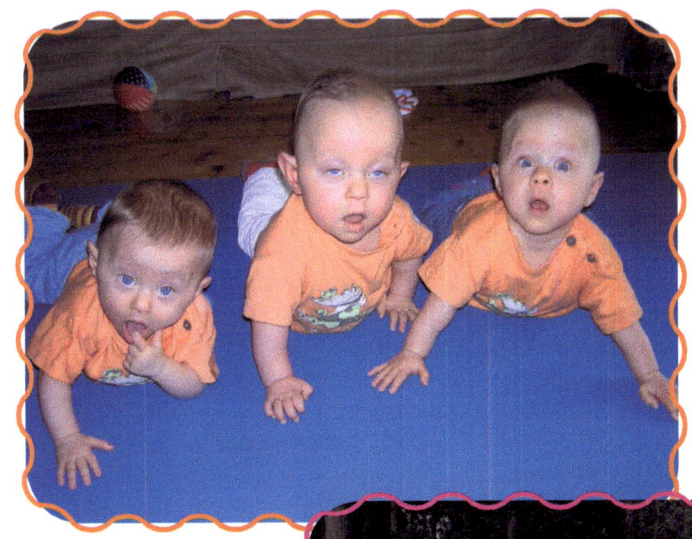

Immer mehr Drillinge

Die Zahl der Mehrlings- geburten ist in den ver- gangenen 20 Jahren deutlich gestiegen. Allein 2015 gab es in

Deutschland 258 Drillings- geburten und auch Vierlings- geburten kom- men immer wieder vor. Neuere Zahlen sind schwer zu bekommen. Die Statistik hinkt hinterher.

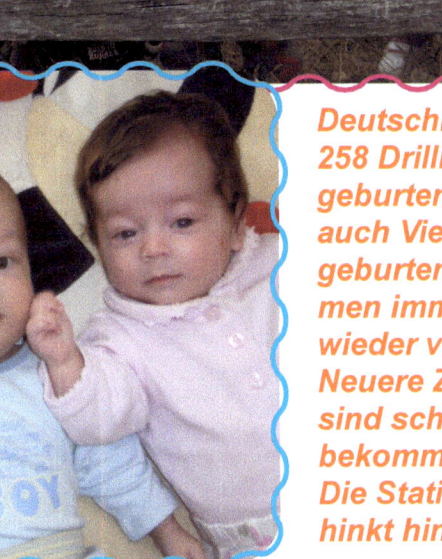

einen Zettel unterschrieben, dass ich auf eigener Verantwortung wieder gehe und dann ging ich.

Die Ärzte des Dortmunder Klinikums haben dann meine Frauenärztin angerufen, und sie gebeten, mir eine Einweisung für die Klinik zu schreiben. Glücklicherweise war sie ganz meiner Meinung und hat den Ärzten bestätigt, dass ich lückenlos bei ihr in der Praxis kontrolliert werde.

Ich hatte mich zwischenzeitlich auch bei unserem Krankenhaus in Arnsberg vorgestellt, wo ich vorher auch schon zweimal war. Vor meiner Zeit waren dort auch schon zweimal Drillinge geboren worden. Und im Fall des Falles: 15 Kilometer von unserem Arnsberger Krankenhaus gibt es eine Kinderklinik mit Frühchenstation.

Wir entschlossen uns dann, wenn irgendetwas nicht nach Plan geht, gehe ich nach Dortmund, und wenn ich noch ein paar Wochen schaffe, bleiben wir in Arnsberg. Ich hatte auch einfach ein gutes Gefühl und keine Probleme. So etwas muss immer jede Frau für sich entscheiden.

So zählten wir die Wochen und planten dann für die 36. Schwangerschaftswoche einen Kaiserschnitt mit PDA. Es standen drei Kinderärzte bereit und für alle Fälle ein Kinderkrankenwagen. Er könnte eines, zwei oder alle drei Kinder in das Kinderkrankenhaus fahren, falls nötig.

Es lief alles 100 Prozent. Klar, ging es mir schlecht und ich hatte auch Schmerzen. Und doch lief alles normal.

Die Geburt - ein Kaiserschnitt

Um 8.34 Uhr kam als erstes Lisa zur Welt mit 2.270 Gramm. Um 8.35 Uhr folgte Tim mit 2.550 Gramm. Und um 8.36 Uhr kam Nico mit 2.250 Gramm. Es ging allen dreien prächtig. Sie brauchten nur ein paar Tage im Wärmebett-

chen und das Schönste war, dass alle drei bei mir in Arnsberg bleiben konnten. Nach elf Tagen im Krankenhaus drängte ich darauf, endlich nach Hause zu kommen. Wir durften tatsächlich nach Hause gehen, doch dann merkte ich sehr schnell, dass es doch ein bisschen zu früh für uns war. Es ging mir noch gar nicht gut, ständig war mein Kreislauf m Keller.

Glücklicherweise bekam ich von der Krankenkasse für 15 Wochen eine Familienpflegerin bezahlt und vermittelt. Es dauerte dann doch ziemlich lange, bis ich mich vollständig erholt hatte.

Unsere beiden Jungs waren in den ersten Wochen sehr pflegeleicht. Das Mädchen hatte große Probleme mit Blähungen.

Wir waren das erste Jahr rund um die Uhr mit den Kindern beschäftigt. Es tat uns keiner den Gefallen und schlief durch. Wir hatten nie mehr als zwei bis drei Stunden Schlaf am Stück. Tagsüber schliefen sie auch nicht viel und nie wirklich gleichzeitig. So gab es immer ein Kind, das beschäftigt sein wollte oder um das wir uns kümmern mussten.

Gott sei Dank haben wir viel Hilfe von außen gehabt. Und so ist es auch heute noch. Unsere Wochenabläufe laufen total nach Plan. Montag kommt eine Frau, die uns hilft, dienstags ein junges Mädchen, mittwochs bringen wir einen zur Oma, dann bleiben uns nur noch zwei, donnerstags und freitags kommt die andere Oma zu uns nach Hause und am Wochenende ist mein Mann voll im Einsatz.

Mit so viel Arbeit hätten wir nie gerechnet. Wir waren am Anfang sehr naiv. Wir haben ein eigenes Haus mit Garten und alles ist super kindgerecht. Deshalb können wir die drei inzwischen auch mal kurze Zeit unbeaufsichtigt lassen.

Die größte Wende kam, als sie dreizehn Monate alt waren. Ich habe allen Mut zusammen gefasst und bin mit ihnen zur

Kur gefahren. Es war für mich eine super Zeit und im Nachhinein hat es sehr geholfen, einen geordneten Tagesablauf einzuführen. Dort haben wir gelernt, wie es geht und zu Hause haben wir das beibehalten.

Dort haben die Drillinge auch gelernt, durchzuschlafen. So bekommen unsere Kindern um 17.30 ihre letzte Mahlzeit, kommen um 18.30 ins Bett und schlafen bis zum nächsten Morgen um 6.30 Uhr. Mittags schlafen sie auch zusammen und das von 11.30 bis 13.30 Uhr. Wir sind froh, dass sie jetzt diese festen Zeiten haben und wir endlich einmal wieder etwas Zeit für uns haben. Das ganze Leben läuft anders, wenn man nachts wieder durchschlafen kann.

Mittlerweile laufen die drei und wollen ständig etwas Neues erleben. Wir müssen uns ständig etwas Neues einfallen lassen. Sie haben noch nicht die Geduld für längere Zeit alleine zu spielen. Im Übrigen streiten sie sich sehr viel. Was der eine hat, möchte der andere auch haben und wenn einer sich in eine kleine Ecke zwängt, kommen die anderen beiden auch sofort an und wollen ebenfalls in diese noch so kleine Ecke.

Es ist uns schon bewusst, dass dieses Streiten und dieses Gebrüll noch ewig anhalten werden. Es geht einem oft so an die Nerven, dass man manche Sachen einfach durchgehen lässt, die Eltern von einem Einzelkind wahrscheinlich nicht dulden würden.

Mittlerweile haben wir alles so gut im Griff, dass es auch viele schöne Momente gibt. Positiv ist auch, dass wir vom Jugendamt eine Tagespflege für täglich vier Stunden erhalten haben. So habe ich morgens noch eine Frau, die ich mir selbst aussuchen konnte, dabei. So können wir morgens bequem einkaufen und spazieren gehen.

Einen Drillingswagen zu schieben wurde mit der Zeit schon schwer. Jetzt haben wir einen Geschwisterwagen und einen einzelnen Wagen.

Wir hoffen sehr, dass es immer leichter wird und wir vielleicht im nächsten Jahr schon auf fremde Hilde verzichten können. Manchmal nervt es schon, ständig fremde Leute um sich zu haben. Wir freuen uns schon sehr darauf, alleine mit unseren Kindern zu spielen, ihnen Geschichten vorzulesen oder einfach querfeldein oder in den Wald zu laufen.

Mein Mann und ich sind sich sicher, schlimmer als das erste Jahr kann es nicht mehr werden.

Ganz toll war auf jeden Fall die Mutter-Kind-Kur, das würde ich jeder Familie - egal ob mit Zwillingen oder Drillingen empfehlen. (Andrea B.)

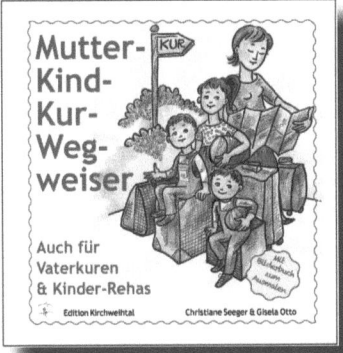

Mit Zwillingen und Drillingen zur Kur?

Für diesen Zweck haben wir zusammen mit Christiane Seeger, einer Zwillingsmutter, ein Büchlein erstellt, das nicht nur praktische Tipps zum Thema Mutter-Kind-Kur und Kinder-Rehas gibt, sondern auch viele Erfahrungsberichte parat hat.

„Mutter-Kind-Kur-Wegweiser", ISBN 978-3-927058-75-0, 16,99 Euro, im Buchhandel.

Schnelle Tipps & gute Ideen für Zwillinge

Zwillings- und Drillingseltern müssen vor allem praktisch denken. Deshalb haben sie Tipps und Ideen auf Lager, die wirklich hilfreich sind. Haben Sie auch einen Vorschlag, der auf diese Seite passt? Her damit!
Unsere E-mail: info@twins.de

Warum sollen Frühchen auf körperliche Nähe beim Fläschchentrinken verzichten? Heike O. fütterte ihre Zwillinge nacheinander und glich auf diese Weise ein mögliches Defizit aus, weil es mit dem Stillen nicht mehr geklappt hatte.

Unsere Zwillinge Daniel und Julian (18 Monate alt) waren sehr kleine Frühchen. Da ich beide nicht gestillt habe, sollten die armen Würmchen aber dennoch auf Nähe und körperliche Zuwendung nicht verzichten müssen, die man beim Stillen ja nun eher zum Kind hat. Somit habe ich beiden Kindern in den ersten Monaten nacheinander die Flasche gegeben, damit jedes Kind für sich die körperliche Nähe und Zuwendung genießen konnte. Den zweiten habe ich in der Zwischenzeit immer ganz gut in der Wippe vertrösten können. Die Wippe habe ich dabei mit dem Fuß geschaukelt, wenn der wartende Zwilling anfing, zu meckern. Jeder wurde mal als erster gefüttert und jeder musste einmal warten.

Später, als sie sich nicht mehr so lange vertrösten ließen, habe ich mir ein Stillkissen zu Hilfe genommen. Dann haben wir es uns alle drei auf dem Sofa bequem gemacht, das heißt, die Mutter in der Mitte mit Stillkissen quer auf dem Schoß, links und rechts jeweils ein Kind in der Wippe. Somit konnte ich mir die beiden bequem nacheinander in den Schoß mit dem Köpfchen auf's Stillkissen legen. Ich konnte beiden gleichzeitig das Fläschchen geben, ohne, dass sie wegrollen konnten, hatte Blickkontakt zu ihnen und habe mir auch nicht die Arme verrenken müssen. So lagen sie bequem und zappelten dadurch auch nicht dauernd hin und her. Hinterher konnte ich wieder nacheinander, jeweils einen links und einen rechts wieder in die Wippe zurücklegen. Somit hatte ich kein Geschrei und beide waren schnell und bequem satt und zufrieden.

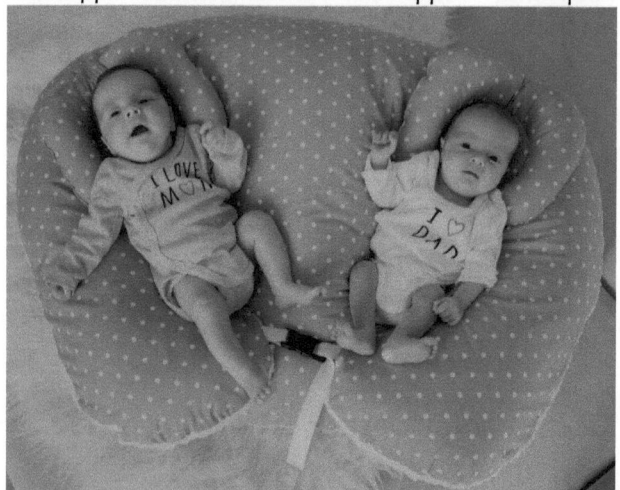

Neue Stillkissen können noch mehr.

Foto: www.zwillingsburg.de

Zwillingsmutter Susanne muss zwei Stockwerke überwinden und einmal ums Haus herum, um zum Auto zu gelangen. Als die Zwillinge noch nicht liefen, war das schon eine Aufgabe für die kleine Familie.

Auch ich wohne mit meinen jetzt 17 Monate alten Zwillingen im zweiten Stock ohne Aufzug. Unser Auto steht hinterm Haus, so dass ich noch gute 70 Meter aussen herum laufen muss. Ich muss immer wieder lachen, wenn ich wie ein Lastenesel bepackt, die Treppe hinunterwanke. Krafttraining kann ich mir auf jeden Fall sparen.

Aber, Spaß beiseite: Ich habe, als die Mädels zu groß für den Maxi Cosi waren, aber noch nicht laufen konnten, jeweils ein Kind in die Kraxe (Anm. d. Redaktion: Rückentrage) gesetzt und das andere auf dem Arm getragen. Den Rucksack, der unser übrigens Gepäck beinhaltete, nahm ich in den anderen Arm. Das war zwar auch noch nicht der Weisheit letzter Schluss, aber immerhin ließ sich der Rucksack leichter auf dem Boden abstel-

len, um die Autotüren zu öffnen, die Kinder erst einmal ins Auto zu setzen und sie dann anzuschnallen.

Und nun laufen beide, so dass sie, wenn ich Zeit habe, meist selbst zum Auto laufen. Wir wohnen allerdings nicht an einer Hauptstraße, so dass das gefahrlos möglich ist.

Auch kommen sie schon die Treppen hoch ... ich lasse sie einfach hoch krabbeln und das klappt prima.

Als Mobilitätsproblem habe ich unsere Situation bisher noch nie betrachtet. Im Gegenteil, ich finde, Hindernisse sind dazu da, überwunden zu werden, und so bin ich mit den Zwillingen häufig unterwegs, sei es mit dem Auto, mit dem Kinderwagen oder auch mit unserem Spezialrad.

Das meint die Redaktion dazu: Vielen Dank an alle für die immer wieder tollen Tipps. Mein Fazit: Zwillingseltern sind besonders erfinderisch. Wir haben in mehr als 30 Jahren ganz viele tolle, praktische Ideen veröffentlichen können.

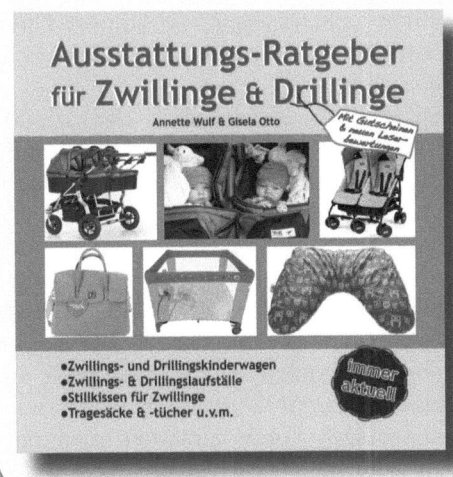

MiChair-Hochstuhl - da macht das Essen noch mehr Spaß

Waren Hochstühle früher klobig, schwer und haben viel Platz weggenommen, so kommen heute immer mehr stylische Leichtgewichte mit zeitgemäßem Design und hoher Funktionalität in die Zwillingshaushalte. Der neue Hochstuhl MiChair stammt vom englischen Kinderwagenhersteller iCandy.

Der iCandy-Hochstuhl MiChair passt zu eleganten Einrichtungen (es gibt ihn in vier Farben) und er hat auch funktionell einiges „auf dem Kasten". Sein puristisches Design harmoniert mit modernen Wohn- und Essbereichen und wurde dafür sogar mit dem „Red Dot Award" ausgezeichnet. Inspiriert von den aktuellen Trends der Modewelt erstrahlt der intelligent mitwachsende Hochstuhl jetzt in vier neuen Farben: Flint (Grau), Russet (Orange), Marine (Blau) und Pearl (Weiß). Das Möbelstück begleitet Kinder als Babywippe, Hochstuhl, Kinder- und Schaukelstuhl - bietet also den für Zwillingseltern so wichtigen Mehrfachnutzen.

Die Materialien für den Hochstuhl wurden sorgfältig ausgewählt: das Buchen- und Birkenschichtholz aus nachhaltiger Forstwirtschaft für die Lehne harmoniert im MiChair mit hochwertigem Kunststoff, während die Stuhlbeine chromfarben glänzen. Die bequemen Stoffpolster in den neuen Farbtönen setzen raffinierte Akzente in Grau, Orange, Blau oder Weiß, die sich perfekt in ein modernes Zuhause einfügen.

Mit dem Babywippen-Aufsatz nutzen Eltern den MiChair schon von Geburt an.

So sind die Zwillinge von klein auf mit am Tisch dabei. Alleinstehend am Boden wird aus dem praktischen Aufsatz ganz einfach eine Wippe. Eltern können den Aufsatz in zwei Positionen bringen, eine zum aktiven Spielen und eine horizontale Position zum entspannten Ausruhen. Sobald die Babys größer sind, sitzen sie im Hochstuhl bei den Eltern am Tisch. Extra Sitz-Komfort bieten ein abnehmbares Sitzkissen und ein Rückenpolster, die sich leichter Hand abwischen lassen. Ein Bügel sichert die Babys auch im Schritt gegen das Durchrutschen ab. Für bewegungsfreudige Kinder gibt es dann noch einen Sicherheitsgurt. So können Eltern beruhigt die Zeit mit ihrem Nachwuchs genießen.

Später verwandelt sich der iCandy MiChair in einen schicken Kinderstuhl oder raffiniert: mit den optional erhältlichen Kufen auch in einen Schaukelstuhl. Das Ess- und Spielbrett des iCandy MiChair ist so einfach wie clever: Eltern klippen es mit wenigen Handgriffen am Stuhl an und entfernen es bei Bedarf ebenso bequem wieder. Das Brett aus abwischbarem Kunststoff ist spülmaschinengeeignet und garantiert maximale Langlebigkeit und Hygiene.

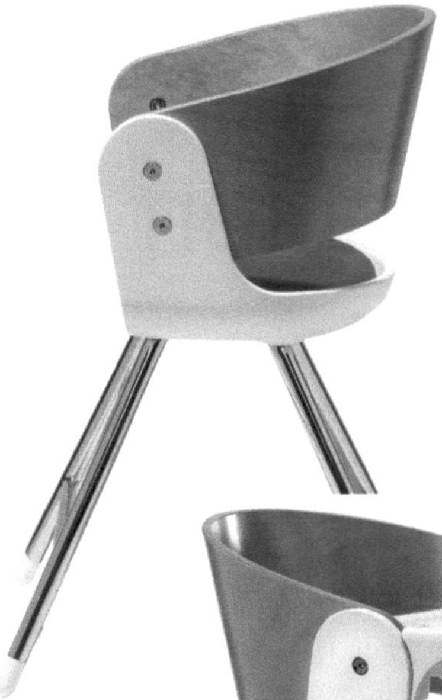

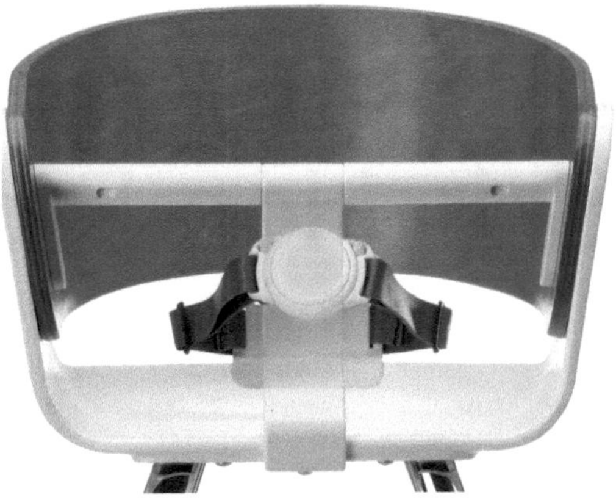

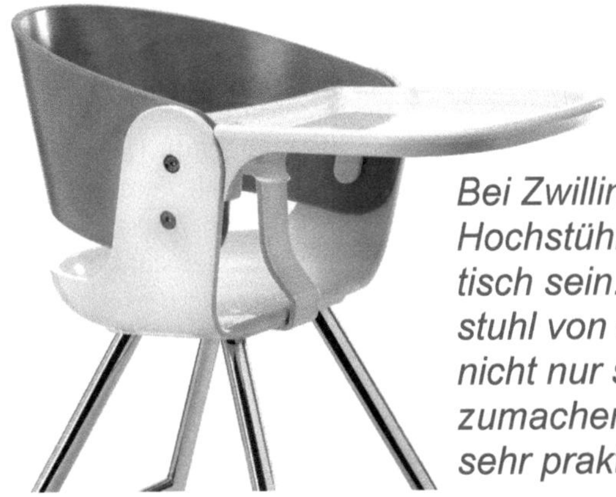

Bei Zwillingen müssen Hochstühle doppelt praktisch sein. Der neue Hochstuhl von iCandy scheint nicht nur stylisch was herzumachen, sondern auch sehr praktisch zu sein.

Unsere Buch-Zwillinge zum Thema „Zwillinge & Drillinge stillen"

Seit vielen Jahren zählt Susanne Wittmairs Buch „Zwillinge stillen" zu den Standardwerken für Zwillings- und Drillingsmütter. Im Spätherbst hat es jetzt eine Ergänzung bekommen: das neue Stillbuch von Inga Sarrazin, das Zwillingsmütter direkter anspricht und auch Blankoseiten für ein kleines, eigenes Still-Tagebuch enthält.

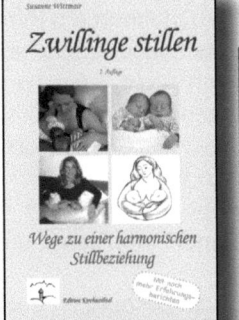

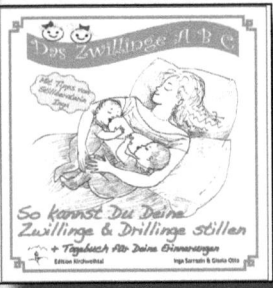

Beide Bücher gibt es im Buchhandel und auch unter www.twins.de - bei uns sogar in einem kleinen Sonderangebot - weil wir ein neues Heft ZWILLINGE - DAS MAGAZIN gratis mitschicken.

Mehr Badespaß mit Skip Hop-Produkten

Wie gut, dass ich als „Omarion" gerade drei Wochen in Hamburg bei meiner Enkelin Josephine verbracht habe. Wir wollten die tollen Badeprodukte der Firma Skip Hop testen. Und deshalb haben wir einige Produkte der Bade-serie zugeschickt bekommen und Testperson Finchen damit beglückt.

Da meine Enkelin Josephine, die jetzt fast 15 Monate alt ist, nicht jeden Tag in die Badewanne gesetzt wird, haben wir erst einmal einen „Trockentest" gemacht und nach und nach die tollen Sachen aus ihrer Verpackung geholt.

Was hatten wir zugeschickt bekommen?

* Einen Skip Hop Moby Bath Kneeler;
* einen Skip Hop Moby Bath Rinser;
* ein Skip Hop Floating Bath Thermo-meter;
* einen Skip Hop Moby Soap Dudsy;
* einen Skip Hop Zoo Light-up Bath Toy Unikorn.

Damit hatten das Finchen und ich schon in der Trockenphase viel Spaß. Nach und nach holte ich alle Produkte aus ihren Verpackungen und Josephine freute sich gleich einmal, dass das Einhorn schon ohne Wasserkontakt leuchtete. Noch mehr Spaß machte es natürlich im Bade-wasser.

Josephine und „Omarion" verstehen sich blendend beim Quatschmachen ...

Womit wir in der Trockenphase am meis-ten Spaß hatten, war des Kniekissen in Walform. Natürlich macht das Kissen mehr Sinn beim Baden, wenn Kinder da-rauf bequem knien können. Uns hat es schon Spaß gemacht, es immer wieder vom Sofa aus auf den Boden zu pfeffern. Gerne haben wir dem Wal auch in den Augen gebohrt und ähnlich schändliche Dinge getan. Tja, wir - Omarion und Fini - sind halt gerade noch in unserer „de-struktiven Phase", wo das Schmeißen von Gegenständen lustiger ist, als die Benutzung derselben in der Badewanne.

Die Wasserprodukte im Wassertest.

Natürlich haben wir die Wasserprodukte auch bei ihrer tatsächlichen Bestimmung getestet.
Josephine mag es zum Beispiel - wie vie-le Kinder - gar nicht, wenn der Schaum aus den Haaren gewaschen werden muss. Da kommt das Eimerchen zum Haarespülen gerade recht. Durch seine Form spült es das Wasser nicht in einem dicken Strahl, sondern in mehreren Rinn-salen. Das dosiert das Wasser besser und Josephine musste sich nicht mehr vorm Schaum in den Augen fürchten. Da sie schon viele und lange Haare hat, müssen die Haare gewaschen werden.
Lustig fand sie den Soap Buddy, der so schön kitzelt mit seiner noppigen Gum-mioberfläche.
Mama Stephanie war besonders über-zeugt vom schwimmenden Badethermo-

meter. Nicht, dass sie keines hätte, doch dieses macht einfach mehr Spaß, weil es in Form eines Wals hat. Funktionabel ist es sowieso.

Meine Zeit in Hamburg (2,5 Wochen, weil der KiTa-Platz für Josephine erst ab November bereit steht) ist in wenigen Tagen vorbei. Ich bin sicher, dass das Finchen noch lange Freude an den tollen Badeprodukten von Skip Hop hat. Baden ist ja an sich schon ein Highlight im Leben eines Kleinkindes. Mit der Moby Dick-Serie macht es noch mehr Spaß. (Marion von Gratkowski)

Badespielzeug in Action

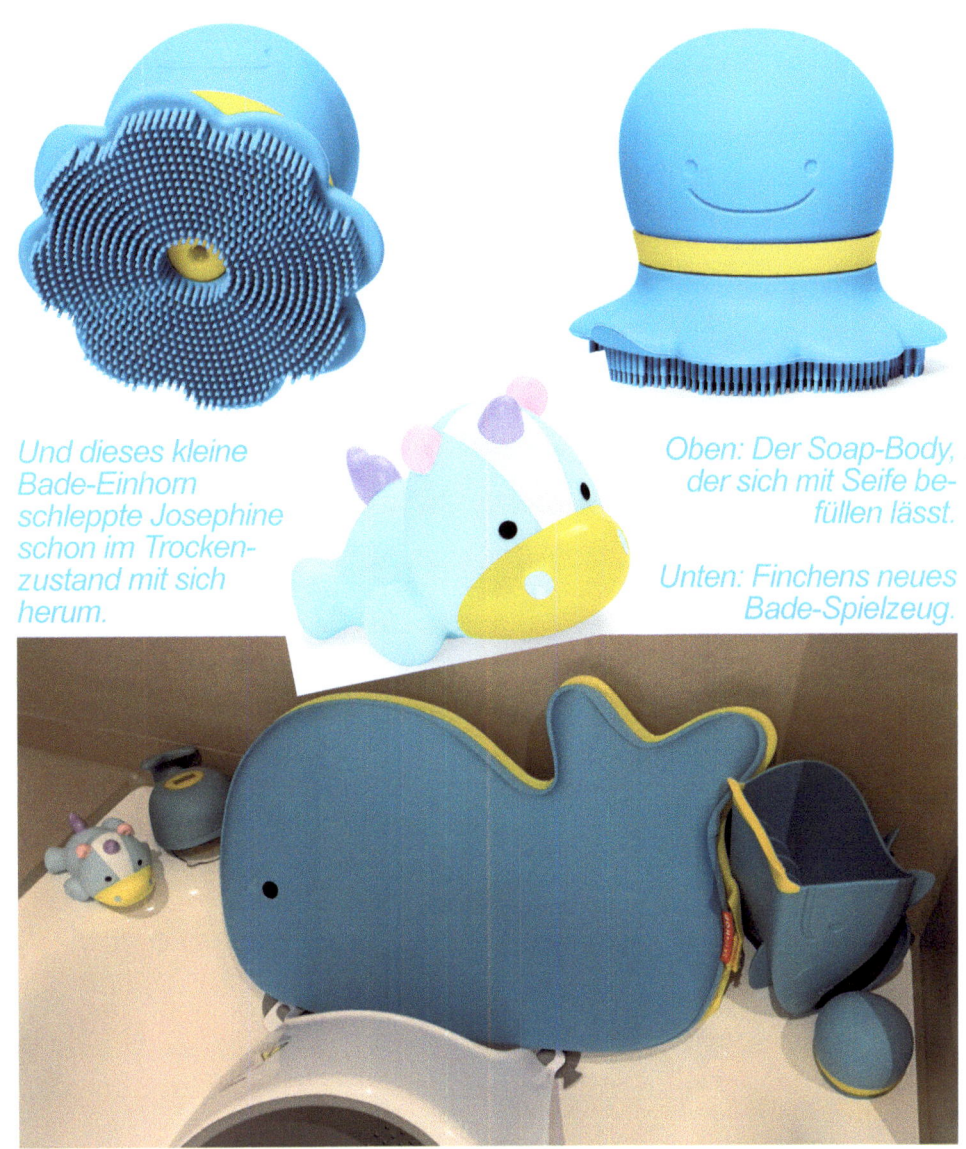

Und dieses kleine Bade-Einhorn schleppte Josephine schon im Trockenzustand mit sich herum.

Oben: Der Soap-Body, der sich mit Seife befüllen lässt.

Unten: Finchens neues Bade-Spielzeug.

Schlechtes Wetter: Spielplatz zu Hause

Keine Angst - hier geht es nicht um den Klimawandel ... ZWILLINGE hält sich wie immer raus aus der „Großen Politik". Aber es geht um das heimische Klima, das durchaus kippen kann, wenn Kinder tagelang nicht nach draußen können, weil das Wetter so schlecht ist. Zu Hause - das ist doch der beste Spielplatz den es gibt ... Zwillingsmutter Sophie hat uns Fotos geschickt.

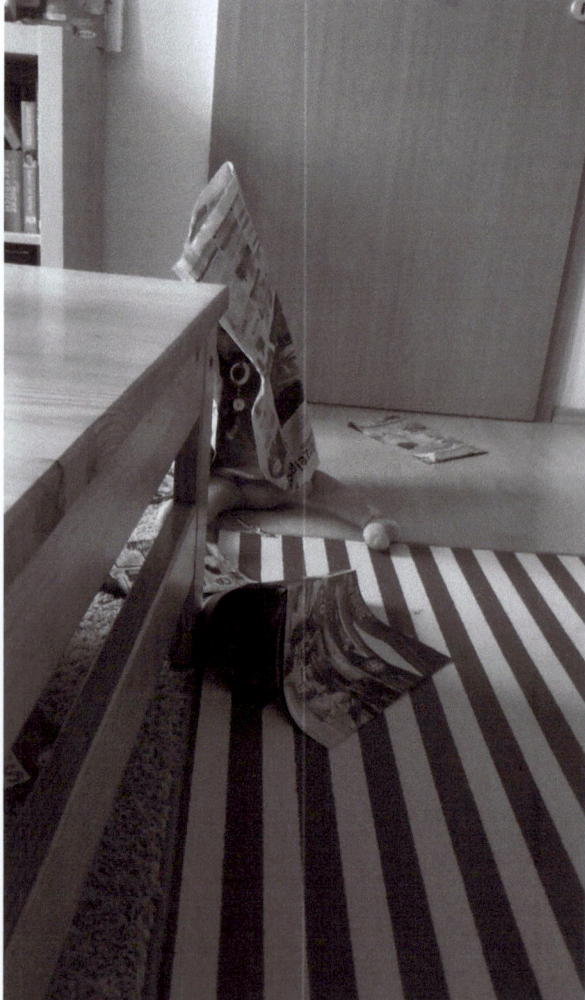

Manchmal sind es die wirklich einfachen Dinge des täglichen Lebens, mit denen sich kleine Kinder super beschäftigen können. Mathilda und Elisabeth lieben zum Beispiel Zeitungen. Und da man meist von Gratis-Käseblättern überschwemmt wird, ist ja immer genug Zeitungspapier da, das zum „Kuckuck-Spielen" verwendet werden kann.

Kuckuck - wo bist Du?

Und auch aus Alt-Kartonagen lässt sich was basteln, was die Zwillinge eine Zeitlang in Bann hält. Stellt man die Kartons in Reih und Glied, kann man wunderbar „Zug" mit den alten Kartons spielen.

Die Werbezeitungen sind schon durchgeschaut worden. Jetzt dienen sie den Zwillingen als Versteck für das Kuckuckspiel.

*Der Wäsche-
ständer steht im
Flur ... auch mit
ihm können sich
Mathilda und
Elisabeth eine
Weile beschäf-
tigen. Damit er
nicht unwillkür-
lich zusammen-
klappt, hat er
einen Schutz.*

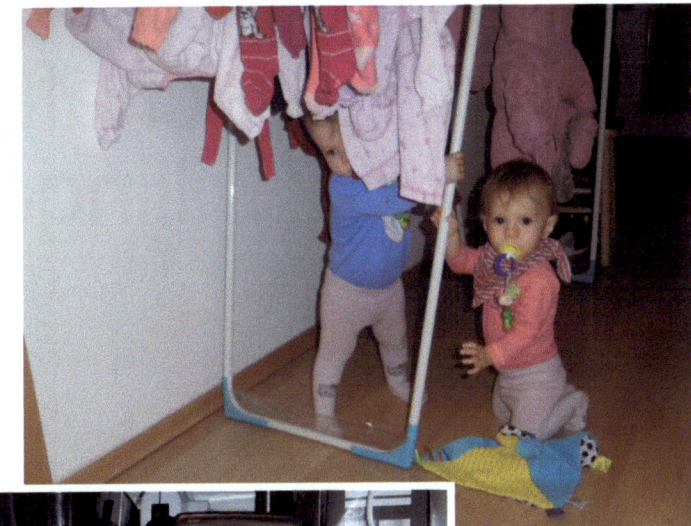

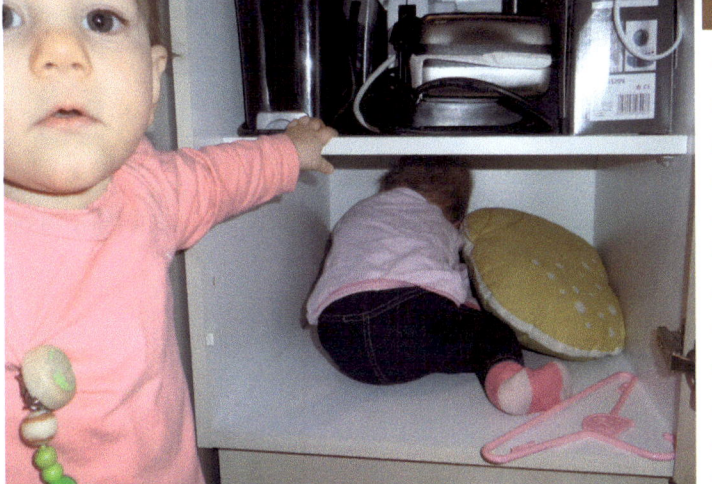

*Weil man es
doch nicht ver-
hindern kann,
dass Schränke
ausgeräumt
werden:
Machen Sie
einige Schrän-
ke kindge-
recht. Damit
haben Zwillin-
ge Spaß.*

Wie beschäftigt man Zwillinge und Drillinge sinnvoll?

Natalie Schmitz ist Zwillingsmutter und Erzieherin. Sie hat zwei tolle Bücher für uns zusammengestellt. Bestellen kann man sie überall - im Internet (Amazon & Co.), im Buchhandel und unter www.twins.de

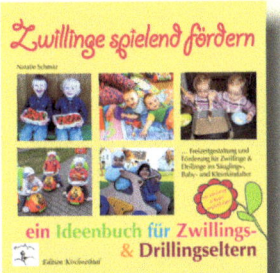

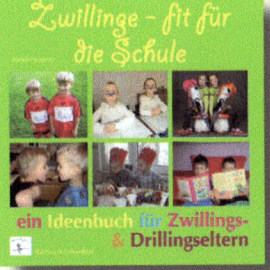

ISBN 978-3-927058-
22,90 Euro

ISBN 978-3-927058-
22,90

Schöne Beschäftigung für Baby-Zwillinge

Ein Trapez ist eine schöne Beschäftigung für kleine Zwillinge, vor allem, wenn man sie nebeneinander legen kann. Handelsübliche Spieltrapeze sind immer nur auf „Einlinge", also ein Kind, zugeschnitten. Bei Zwillingsburg in Ingolstadt gibt es ein Spieltrapez, das breit genug für Zwillinge ist. Jetzt mit neuen Motiven.

Wir haben ein speziell entwickeltes, extra breites Babyspielgerät, ein Spieltrapez für Zwillinge, entwickelt. Damit es nicht langweilig wird, gibt es jetzt die neue Serie „Nature".

Wir haben dafür drei verschiedene, neue Designs entwickelt:

- für zwei Jungs „Boys"
- für zwei Mädchen „Girls"
- für ein Pärchen „Boy & Girl"

Das Trapez ist aus Holz und wird in Deutschland gefertigt. Mit vier Anhängern für die Sinne der Zwillingsbabys (Sehen, Hören, Fühlen) und seitlichen Ringen.

Wer's lieber farbenfroh mag, kann noch das Eulenmotiv bestellen

Für die, die es nach wie vor sehr farbenfroh haben möchten, bieten wir das Trapez weiterhin im Design „Eulen" an.

Das Spieltrapez hat folgende Maße:
- Breite 100 cm
- Höhe 55 cm
- Tiefe 55 cm

(alles Circa-Angaben)

Es ist dreifach höhenverstellbar auf circa 40 cm, 45 cm 52 cm Höhe.
Das Spieltrapez kostet jeweils Euro 79,00 zuzüglich Versand 6,90.
Unser Tipp: Lasst es Euch schenken.

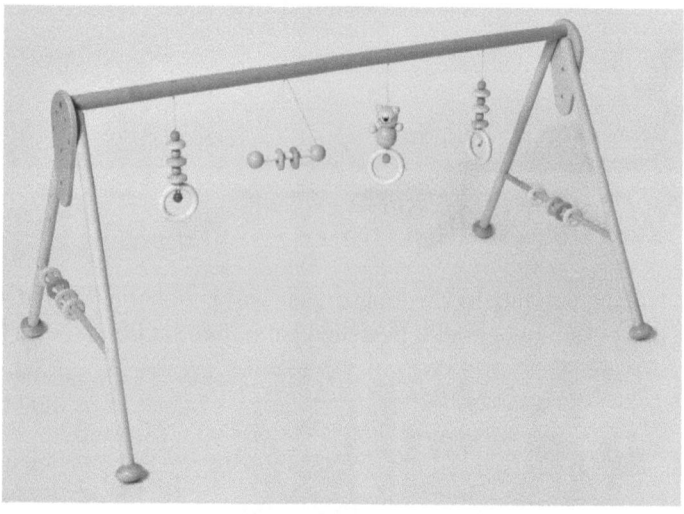

Eine schöne Beschäftigungsmöglichkeit für Zwillinge: ein Spieltrapez, das breit genug ist, für zwei.

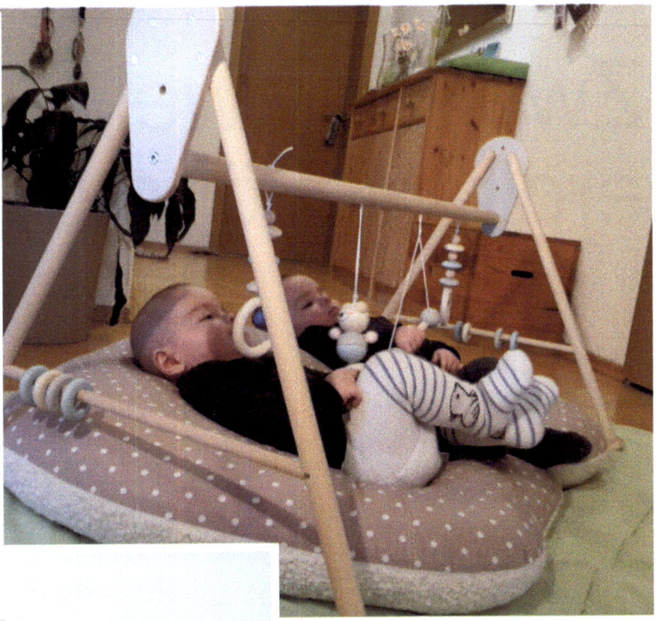

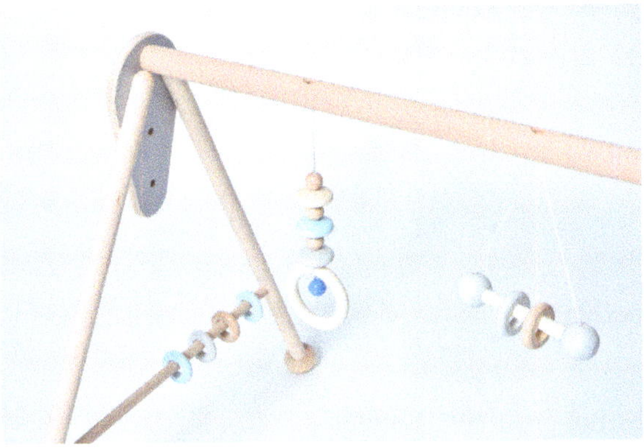

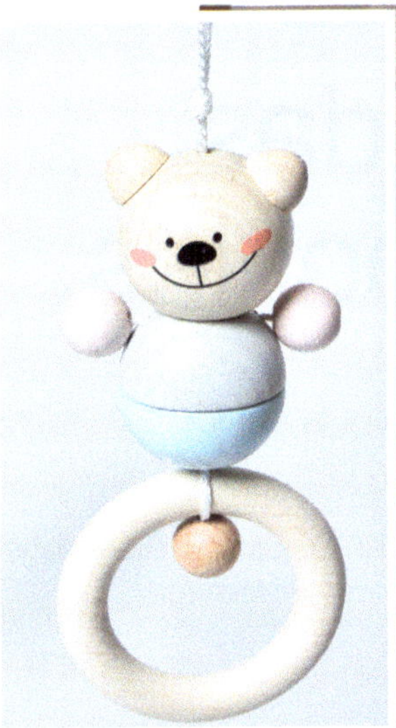

Auf diese Weise sind
die Zwillinge eine ganze
Zeitlang beschäftigt ... die
Anhängsel am Spieltrapez
wollen erforscht werden.
Neue Motive sorgen
dafür, dass es interessant
bleibt.

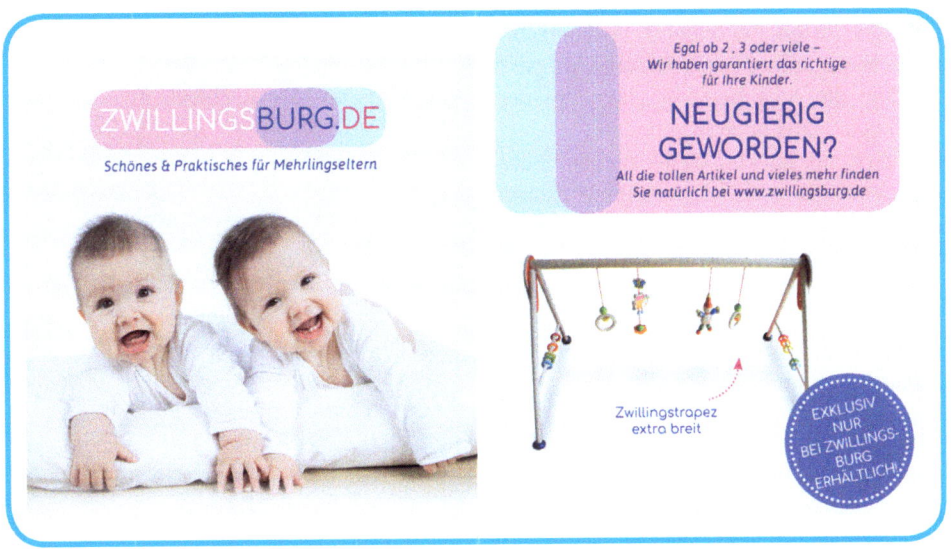

Zweimal zwei ... das ergibt schöne Cookies

Michel und Emil sind eineiige Zwillinge (11.1.2009), Anni und Paul wurden am 16.4.2012 geboren. Und alle vier machen begeistert mit bei der Weihnachtsbäckerei. Alle Jahre wieder gibt es Cookies und Bratäpfel.

Zutaten Weihnachtscookies:

- 240 g Kuvertüre, zartbitter
- 60 g Butter
- 140 g Zucker
- 1 Pck. Vanillezucker
- 1 Prise(n) Salz
- 3 Ei(er)
- 100 g Mandel(n), gemahlene
- 100 g Mandel(n), gehackte
- 100 g Mehl
- 1 TL Backpulver
- 2 Tropfen Bittermandelaroma
- 1 TL Lebkuchengewürz
- 50 g Schokolade, (Vollmilch) gehackt

Zubereitung:

Die Kuvertüre fein hacken und mit der Butter im Wasserbad schmelzen, dann etwas abkühlen lassen. Bei diesen Tätigkeiten sollte ein Erwachsener Regie führen. Und ganz wichtig: die Aufgaben vor allem bei den Zwillingen ganz gerecht verteilen.

Die Eier mit Zucker, Vanillezucker, Bittermandelaroma und Salz schaumig rühren, die weiche Schokomasse unterziehen. Dann die Mandeln, die gehackte Schokolade und das mit Backpulver und Lebkuchengewürz gemischte Mehl vorsichtig unter die Schaummasse ziehen, dabei nur so viel rühren, wie unbedingt nötig.

Den Teig für 30 Minuten kalt stellen. Dann teelöffelweise Teig abstechen und mit Abstand auf ein mit Backpapier ausgelegtes Blech setzen. Im vorgeheizten Ofen bei 170°C 10 bis 12 Minuten backen, dabei nicht zu dunkel werden lassen!

Bratäpfel für 4 Personen

Zutaten:

- 50 g Mandelblättchen
- 4 rotbackige, säuerliche Äpfel
- 50 g Butter
- 3 El Zucker
- 0,5 Tl gemahlener Zimt
- 80 g Marzipanrohmasse
- 150 ml Orangensaft
- 1 El Zitronensaft
- 1 El Zucker

Zubereitung:

Mandelblättchen in einer Pfanne ohne Fett goldbraun anrösten, auf einen Teller geben und abkühlen lassen. Äpfel (z. B. Elstar, Cox Orange oder Jonagold) waschen und die Deckel abschneiden. Kerngehäuse aus den Äpfeln großzügig ausstechen. In eine Auflaufform (ca. 30 cm Länge) setzen. Butter, 3 Zucker und gemahlenen Zimt gut verrühren. Abgekühlte Mandelblättchen unterrühren. In jede Apfelöffnung 20 g Marzipanrohmasse drücken. Mandelbutter darauf verteilen. Orangensaft, Zitronensaft und 1 El Zucker aufkochen, über die Äpfel in die Form gießen. Im heißen Ofen bei 200 Grad (Umluft 180 Grad) in der Ofenmitte 35 Min. backen. Nach 25 Min. die Deckel daraufsetzen.

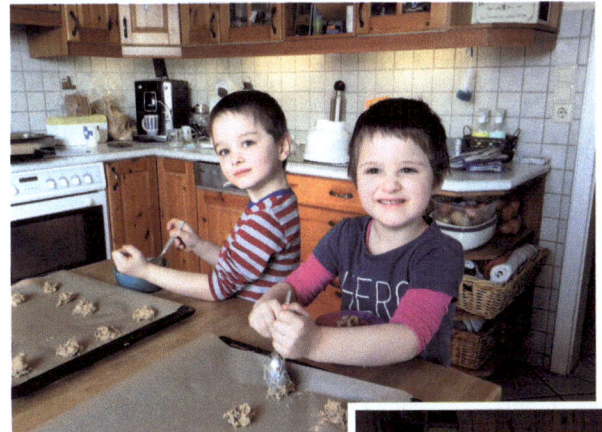

Cookies: Einfach Kleckse auf's Backpapier setzen - da können schon die Kleinen mitmachen. Unser Rezept stammt aus dem Internet.

Cookies machen aber auch den großen Zwillingen Spaß.

Vorbereitende Arbeiten (links): das Kerngehäuse entfernen.

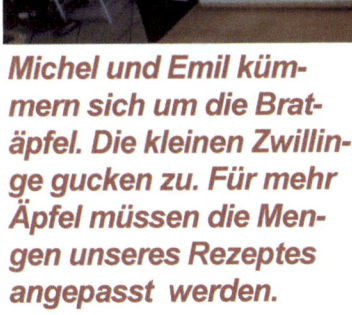

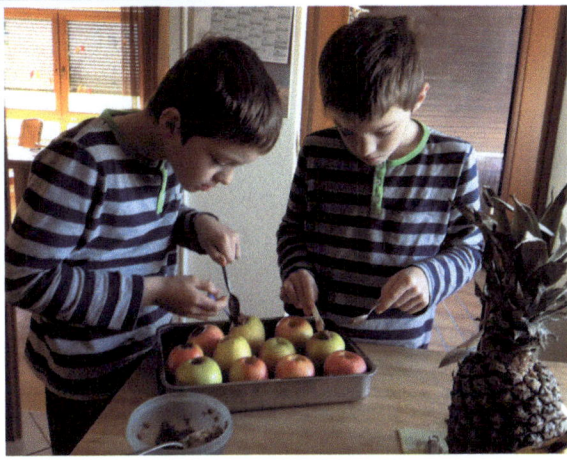

Michel und Emil kümmern sich um die Bratäpfel. Die kleinen Zwillinge gucken zu. Für mehr Äpfel müssen die Mengen unseres Rezeptes angepasst werden.

Hier ein paar Geschenkideen für Zwillinge

Zwillingsgeburtstage und Weihnachten sind echte Herausforderungen für Zwillingseltern. Soll man das Gleiche schenken? Oder Spielsachen, die sich ergänzen? Wird es an Heilig Abend Streit geben und enttäuschte Gesichter? Hier sind einige Ideen und Statements dazu.

Das schönste Geschenk haben Jannis (links) und Davis schon im letzten Jahr bekommen: einen kleinen Bruder namens Logan. Und sonst? Zwillingsmutter Romy S. schreibt.

Meine beiden (9,5 Jahre) stehen absolut auf Lego, also gibt es eigentlich fast immer ein großes Bauset von Lego für beide, um die Teamfähigkeit zu fördern.

Aber auch getrennte Wünsche werden erfüllt. Ob nun neue Fussballausrüstung für den einen oder für den anderen etwas für den Modellbau/Kegelsport.

Auch Bücher und Hörspiele stehen bei uns hoch im Kurs.

Für das kommende Weihnachtsfest stehen noch zwei große Wünsche an, hierbei beteiligen sich aber alle Familienmitglieder wie Omas, Opas oder Urgroßeltern.

Jannis möchte gern zwei Wochen in ein Fußballcamp zum Training fahren. Davis möchte gern zwei Wochen in ein Modelbaucamp für Modellbauflugzeuge fahren. Uns ist es sehr wichtig, dass beide auch ihren eigenen Interessen nachgehen können und auch als Einzelperson bestehen können und nicht immer nur als „die Zwillinge" gesehen werden.

Und die Erfahrung hat gezeigt, es ist gut so, die Streitigkeiten oder Eifersüchteleien sind meist nur von kurzer Dauer, da man ja auch Geschenke tauschen kann. (Romy S.)

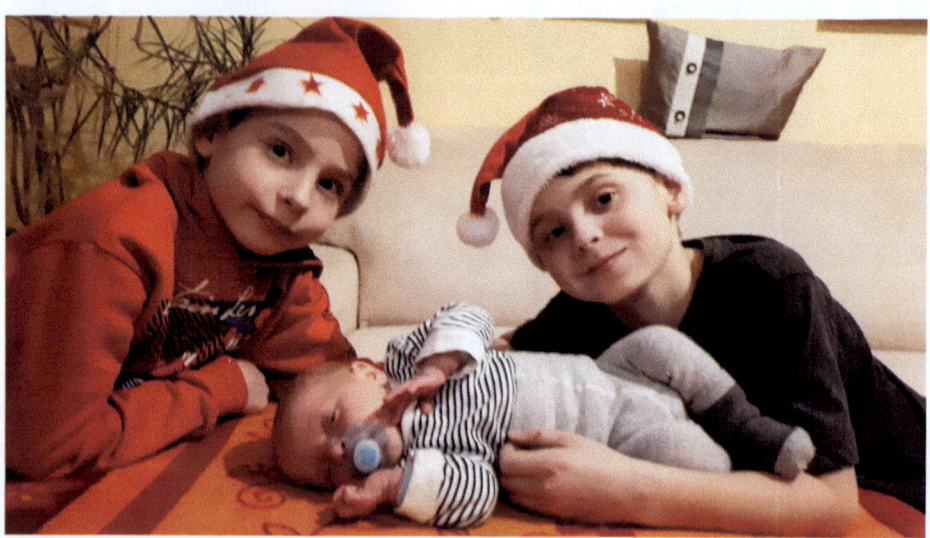

Auch Zwillingsmutter Jessica macht sich Gedanken über die richtigen Geschenke für ihre Zwillinge Lenke und Blomma.

Bei Spielzeug schenken wir meist beiden das Gleiche, da sie beide das Gleiche haben wollen.

Bei Spielen schenken wir dieses nur einmal und bei Bücher jedem ein anderes. Die Spiele spielt man ja meist zusammen und Bücher tauschen sie sich aus.

Sie haben aber auch gemeinsame Geschenke bekommen, zum Beispiel von Lego. Damit spielen sie beide gut zusammen. Auch ein Kinder-Sofa haben sie zu Weihnachten zusammen bekommen und sind damit beide glücklich.

Dieses Jahr wünschen Sie sich beide einen Puppenwagen - beide jeweils den gleichen. (Jessica L.)

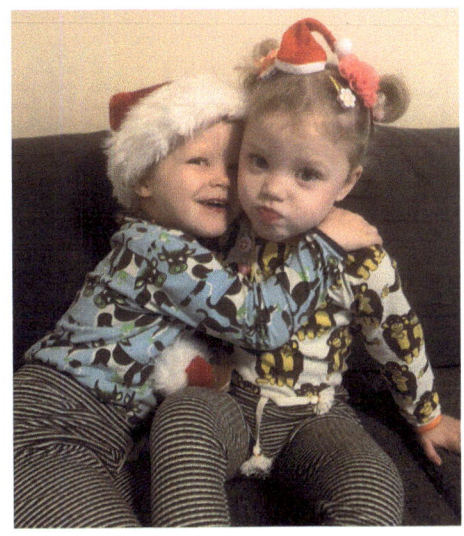

Lenke Frida und Blomma Johanne (rechts) freuen sich schon mal ...

Auch Zwillingspapa Lars hat sich immer schon Gedanken gemacht, was er seinen Zwillingen Tibor und Darian schenken könnte.

Puh, das ist garnicht so einfach, sich da an alles zu erinnern. Bei unseren Jungs gibt es immer Ärger, wenn sie nicht beide das gleiche bekommen. Dabei ist es manchmal egal, wenn die Spielzeuge unterschiedlich sind - oder nur eine andere Farbe haben. Aber meistens gibt es Tränen, wenn nicht jeder das genau gleiche hat. Da findet man nicht wirklich ein System draus.

Daher halten wir es so, dass sie beide das gleiche bekommen. Dieses Jahr werden sie

eine Holzeisenbahn bekommen - also zwei Sets, damit jeder auspacken kann und sie dann zusammen eine tolle Eisenbahn im Zimmer bauen können.

Dazu wird's dann noch reichlich Sachen von den Großeltern geben ... und natürlich werden sie auch alles versuchen, damit sie auch unsere Geschenke auspacken dürfen ... Viele Grüße - (Lars W.)

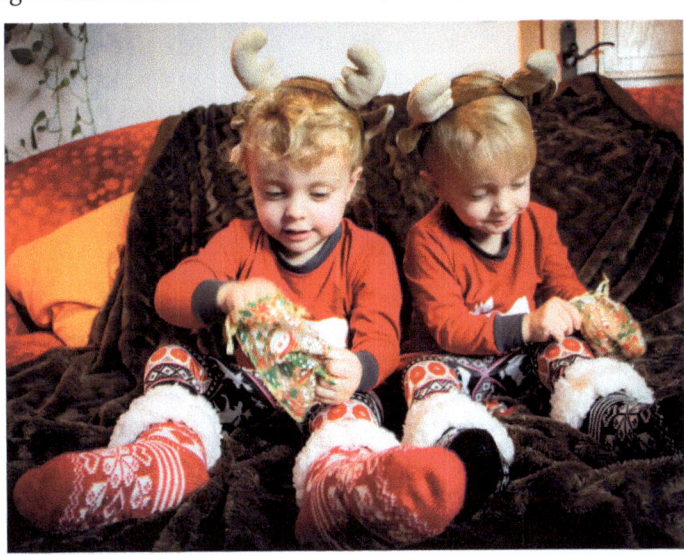

Tibor und Darian haben schon Übung im Geschenke-Auspacken.

Handarbeiten entspannt: Kindermütze mit Borte

Ich bin eine Süchtige ... süchtig nach Wolle und voller Ideen, was man damit machen könnte. Und so habe ich eine Stricktechnik entdeckt, die ganz einfach ist und doch so kompliziert (und sehr gelungen) aussieht. Diese Technik heißt: Lettische Borte (Latvian Braid). Ansonsten ist diese Kindermütze in der Jacquardtechnik gestrickt.

Anleitung für eine Kindermütze für zwei- bis dreijährige Kinder:

Diese Kindermütze wird in der Jacquardtechnik gestrickt, das heißt die Muster werden durch Faden- = Farbwechsel erstellt. Eine Besonderheit der Jacquard-Strickerei ist, dass es durch das Mitnehmen der Fäden auf der Rückseite oder im Inneren eines Strickstückes dazu kommt, dass das Strickmuster stark einhält und enger wird als gedacht. Diese Mütze - ursprünglich gedacht für einen Erwachsenen, wurde dann zur Kindermütze.

Material: 50 Gramm Allround Wolle von Wolle Rödel, 40 % Schurwolle, 30 % Polyacryl, 30 % Polyamid in Schwarz, 50 Gramm Allround Wolle in Hellgrün, 50 Gramm Allround Wolle in Türkis. 1 Nadelspiel Stärke 3. Da die Allround Wolle ein auslaufendes Produkt ist, verwenden Sie einfach eine andere Wolle, die sich für die Nadelstärke 3 eignet.

Bündchen: Pro Nadel 32 M. anschlagen. Beginnen Sie mit 1 Rd. linker M. Wir stricken kraus-rechts, das heißt im Wechsel linke Rd./rechte Rd. Beginnen sie mit 2 mal kraus-rechts in Schwarz. Danach nach Strickschrift (siehe rechts) stricken.

Mütze: Wenn das Bündchen fertig ist, stricken Sie 5 Rd. glatt re. Danach stricken Sie eine Lettische Borte und zwar aus den Farben Türkis und Grün. Nach weiteren 5 Rd. in glatt rechts und Schwarz beginnen Sie mit dem Kreuzmuster laut Strickschrift.
Nach vier Mustersequenzen Kreuzmuster arbeiten wir die Mütze in Schwarz fertig.

Abnahme zur Spitze hin: 4 Rd. glatt rechts. Dann zügig die Abnahmen durchführen. Dazu jede 7. und 8. M. re. zusammenstricken, 2 Rd. glatt re. ohne Abnahme. Dann jede 6. und 7. M. zusammenstricken, dann 1 Rd. glatt re. ohne Abnahme, dann jede 5. und 6. M. re. zusammenstricken, dann 1 Rd. glatt re. ohne Abnahme. Dann jede 4. und 5., in der nächsten Rd. jede 3. und 4. M. usw. Bis nur noch 8 M. auf den Nadeln sind. Faden nicht zu knapp abschneiden, mit einer dicken Stopfnadel (ohne Spitze) durch die 8 M. führen und im Inneren vernähen.

Fertigstellung: Alle Fäden im Inneren vernähen.

Die Anleitung ist in dem Buch „Lettische Borte & Co." enthalten, das viele schöne Anleitungen für Mützen, Handschuhe und Stirnbänder vorstellt. Im Buchhandel unter ISBN 978-3-7528-8564-4 zu bestellen.

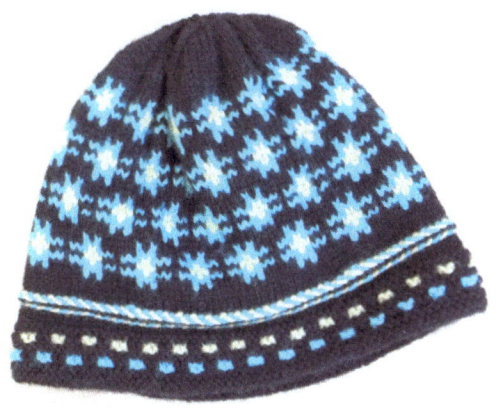

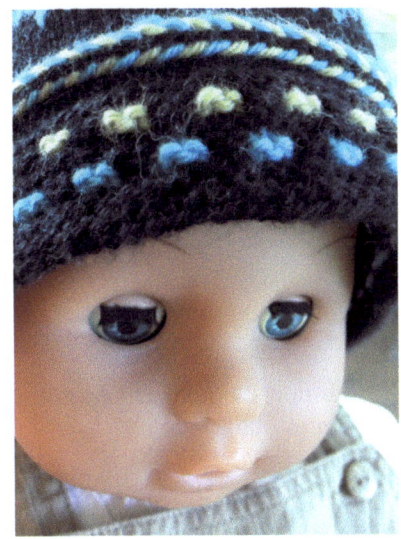

Eigentlich sollte diese Mütze eine Herrenmütze werden. Doch das Muster hält stark ein. Jetzt passt sie einem zwei- bis dreijährigem Kind.

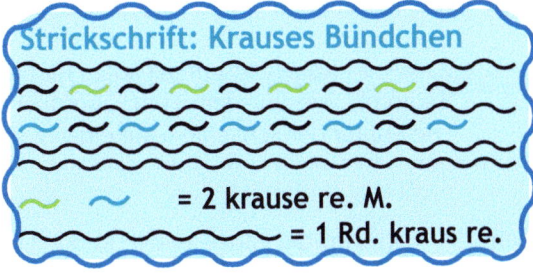

Strickschrift: Krauses Bündchen

∼ = 2 krause re. M.

⌣ = 1 Rd. kraus re.

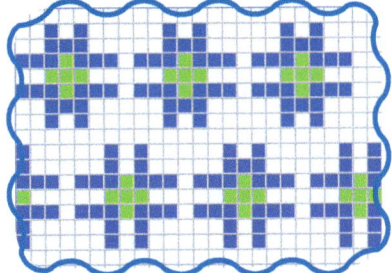

So strickt man die Lettische Borte

Die Lettische Borte in Runden gestrickt

Die Borte wird über zwei Runden gestrickt. Die Maschenzahl ist gerade. Alle Maschen werden links gestrickt. Zum Grundfaden (einer bestimmten Farbe) nehmen Sie einen zweiten andersfarbigen Faden hinzu. Sie wechseln den Faden/Farbe bei jeder Masche.

1. Runde:
- 1 M. in der Kontrastfarbe links stricken;
- den Faden der Grundfarbe über den Faden der Kontrastfarbe holen (siehe Abbildung rechts oben) und 1 M. in der Grundfarbe links stricken;
- danach den Kontrastfaden (orange) über den Faden der Grundfarbe holen und 1 M. li. stricken;
- dann wieder den Hauptfaden über den Faden in Kontrastfarbe holen. Diese beiden M. die ganze Runde herum immer wieder wiederholen.
- Nach der letzten M. den Kontrastfaden nach hinten legen (ohne Verkreuzen) und die M. in der Grundfarbe li. stricken.

2. Runde:
In der zweiten Runde wird der Faden beim Fadenwechsel immer unter dem vorigen Faden geholt.
- 1 M. in der Kontrastfarbe links stricken. Den Faden in der Grundfarbe

Weiterlesen auf Seite 34 unten.

Ein Adventskalender mit ordentlich Platz

Adventskalender, die mit Schokolade gefüllt sind, kennt man schon. Langweilig. Also am besten einen (gemeinsamen) Adventskalender basteln, der mehr Platz hat. Die Süßigkeitenfirma Trolli hat eine Idee,

**Das für den „DIY Adventskalender"
benötigtes Material:**

- Zahlen 1 bis 24
- Pinsel, Stift, schwarze Farbe, Kleber
- Kreis-Stanzer, Durchmesser 38 mm
- 24 Boxen von Buntbox, Größe S
- 1 großer Pappkarton
- verschiedene Süßwaren und/oder kleine Geschenkideen

Bastelanleitung:

1. Zuerst wird das benötigte Material bereitgelegt. Freebie auf https://farbgold-design.de/diy-anleitung-adventskalender/ herunterladen und ausdrucken.

2. Alle 24 Boxen zusammenfalten und in Bauform, wie auf dem Foto, anordnen. Die Kontur der Schachteln auf einen gro-

---

Fortsetzung von Seite 33.

dann unter dem Kontrastfaden holen und 1 M. li. in der Grundfarbe (hier Grau/Grün) stricken.
- Danach den Faden in der Kontrastfarbe unter dem Hauptfaden durchholen, um die nächste M. li. zu stricken.

- So wird die ganze zweite Runde gestrickt und der Faden jeweils unten durch geholt. Danach den Kontrastfaden abschneiden und später beim Vernähen der Fäden so hinten vernähen, dass das Muster einigermaßen vervollständigt wird.

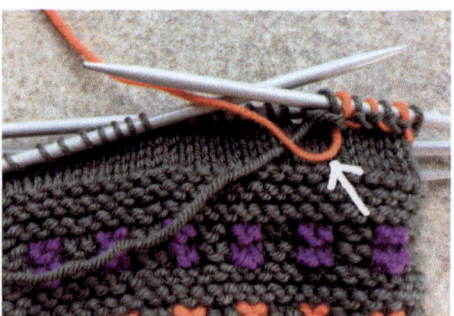

Der orangefarbene Faden = hier die Kontrastfarbe wird in der 1. Runde immer über den vorigen Faden (hier die Grundfarbe) geführt. Dann olivefarbenen Faden ebenfalls oben drüber holen.

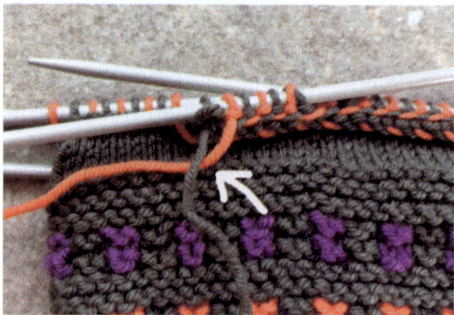

Auf der 2. Runde wird die Kontrastfarbe Orange immer unten durch geführt. Auch der olivefarbene Hauptfaden wird unten durch geholt. Rechts oben auf dem Foto sieht man die fertige Borte.

ßen Pappkarton übertragen und ausschneiden.

3. Die Schachtelböden auf dem Pappkarton festkleben. Achten Sie hierbei auf den Abstand zwischen den einzelnen Boxen. Er sollte so gewählt werden, dass sich die Deckel problemlos öffnen und schließen lassen.

4. Die Deckel der Boxen beliebig anmalen und verzieren. Ziffern ausstanzen und auf die Deckel kleben. Besonderes Highlight: Manche Ziffern ersetzen und mit einem Stift direkt auf den Deckel malen oder mit einem Beschriftungsgerät kleine Aufkleber gestalten.

5. Mit süßen Leckereien, zum Beispiel von Trolli, oder kleinen Geschenken befüllen - Fertig!

Fotos: Nicola Honer von farbgold.de in Kooperation mit Buntbox und Trolli GmbH

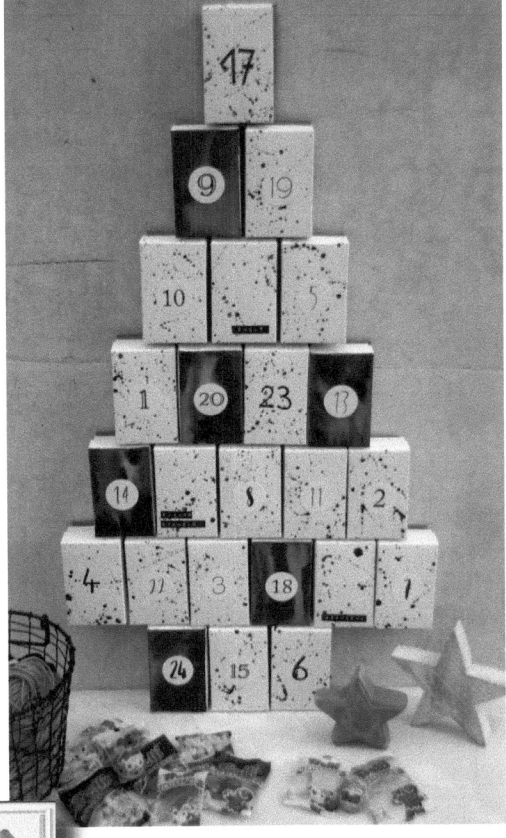

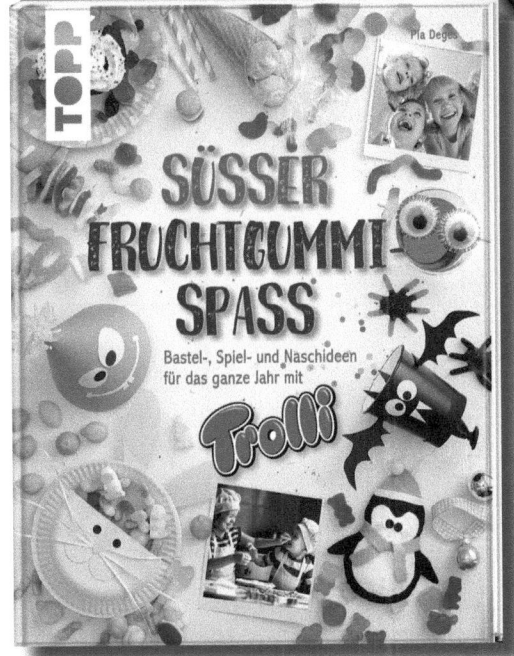

Basteln mit Fruchtgummi auch zu Weihnachten

Sogar ein „Knusperhäuschen" lässt sich mit Fruchtgummizutaten basteln. Das knuspert zwar nicht, aber macht eine Menge Spaß und gefällt Zwillingen sicher sehr. Ein Anleitungsbuch für andere und diese Bastelarbeiten gibt es vom frechverlag.

„Süßer Fruchtgummi-Spaß: Bastel-, Spiel- und Naschideen für das ganze Jahr mit Trolli", Pia Degen, frechverlag, 12,99 Euro, ISBN 978-377247-499-6

Ein Drachenbuch, das Mut machen soll ...

Nichts macht Kindern mehr Spaß, als eigene Ideen zu entwickeln und die Fantasie spielen zu lassen. Dafür gibt es jetzt im Verlag von Schwimmexpertin Veronika Aretz (siehe Seite 40) zwei Bücher: ein Buch aus der Reihe Abenteuer in Mirathasia und das dazugehörige Anleitungsbuch zum Drachenzeichnen. Und es geht auch um ein ernstes Anliegen: Kinder stark machen, die in der Schule ausgegrenzt werden.

... aber auch Spaß. Denn Fantasiegeschichten sind die modernen Märchen von heute, die oft auch eine Botschaft transportieren. in diesem Fall die Botschaft, dass niemand ausgegrenzt werden soll.

Worum geht es in diesem Buch? Ausgerechnet Jenny, die in ihrer Klasse ausgegrenzt wird und Luca, der sie dort besonders „auf dem Kicker" hat, treffen sich in Mirathasia. Sie ist zu schüchtern, um sich durchzusetzen, er ist zu laut und lacht über alles und jeden und besonders über Jenny.

Außerdem findet Jenny doof, das dieser Luca am Drachenfliegen teilnimmt.

Und dann geschieht etwas Unvorhergesehens: das Ei der Drachenfrau Malliah wird gestohlen. Jetzt müssen Jenny und Luca zusammenhalten, um die Diebe, die sie gemeinsam verfolgen, zu stellen.

Über dieses gemeinsame Abenteuer lernen sich die beiden besser kennen und mögen. Am Ende erreicht der forsche Luca sogar, dass die schüchterne Jenny endlich in den Klassenverband aufgenommen und nicht mehr länger ausgegrenzt wird.

Und weil das Zeichnen von Drachen Spaß macht, liegt dem Büchlein (Band 4 der Abenteuerreihe Abenteuer in Mirathasia) noch ein Anleitungsbuch bei, in dem Schritt für Schritt erklärt wird, wie man Drachen malen kann.

Wie gewohnt verschenken wir diese beiden Bücher und bitten Sie einfach, uns mit einer kleinen E-mail an info@twins.de Ihr Interesse zu bekunden. Der erste, der sich meldet bekommt das Buch geschenkt.

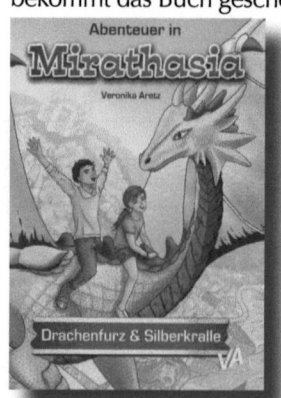

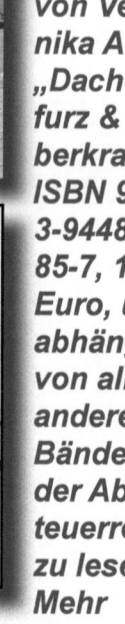

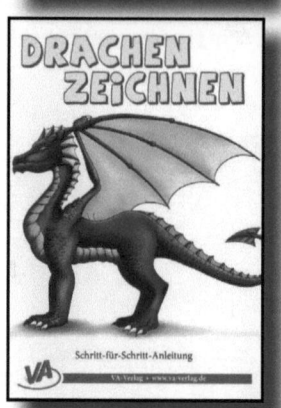

Band 4 der Reihe „Abenteuer in Mirathasia" von Veronika Aretz, „Dachenfurz & Silberkralle", ISBN 978-3-944824-85-7, 10,90 Euro, unabhängig von allen anderen Bänden der Abenteuerreihe zu lesen. Mehr Information auch unter www.va-verlag.de

Jeder kann malen - auch du!

Ums Malen und Zeichnen geht es auch bei diesen beiden Büchern, die wir Euch vorstellen möchten: „Happy Painting" und „Happy Christmas" von Clarissa Hagenmeyer.

Haben Sie sich schon mal geärgert, weil sie zwar Ideen haben, aber nicht zeichnen können? Mir geht es dauernd so ... weil auch meine Zwillingsbücher und die neuen Strickbücher mit ein paar Zeichnungen gleich was hermachen. Und jetzt kommt Autorin Clarissa Hagenmeyer und sagt mir: Jeder kann malen ... Das muss ich ausprobieren.

Ein Blick in beide Bücher zeigt: Hier habe ich wirklich eine gute Anleitung, wie auch aus meinen paar lächerlichen Pinselstrichen eine richtige ansehnliche Zeichnung werden kann.

Dazu brauche ich: Aquarellfarben, Aquarellpapier, Aquarellpinsel, Fineliner, Buntstifte, aber auch Bleistift und einen Radiergummi. Jede Idee beginnt mit einer groben Bleistiftskizze und einem Radiergummi

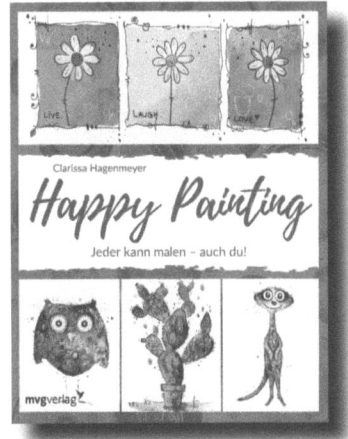

Clarissa Hagenmeyer, „Happy Painting: das Grundlagenbuch. Jeder kann malen - auch du!", mvg-Verlag, ISBN 978-3-7474-0095-1, 14,99 Euro, 15,50 Euro (A).

(vorzugsweise Knetgummi, mit dem sich besser radieren lässt). Dann kommt eine dünne Aquarellschicht, bei der die Farben stark mit Wasser verdünnt werden. Es folgen weitere Farbschichten - weniger verdünnt und nach Lust und Laune. Drüberrausmalen ausdrücklich erwünscht ... und so weiter ... aber das lest bzw. arbeitet Ihr besser im Buch nach. Und damit das gelingt, verlosen wir das Buch „Happy Christmas - weihnachtliche Motive malen" - siehe links.

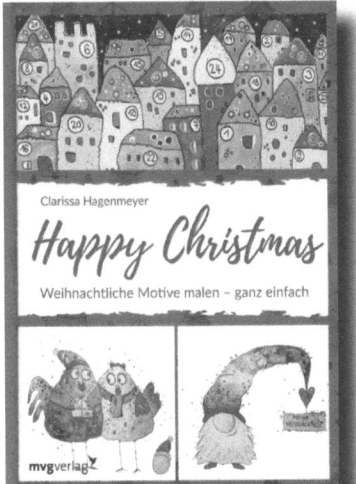

Clarissa Hagenmeyer, „Happy Christmas. Weihnachtliche Motive malen - ganz einfach", mvg-Verlag, ISBN 978-3-7474-0096-8, 9,99 Euro, 10,30 Euro (A).

Luis und Leon als Weihnachts-männchen verkleidet ... damals elf Monate alt.

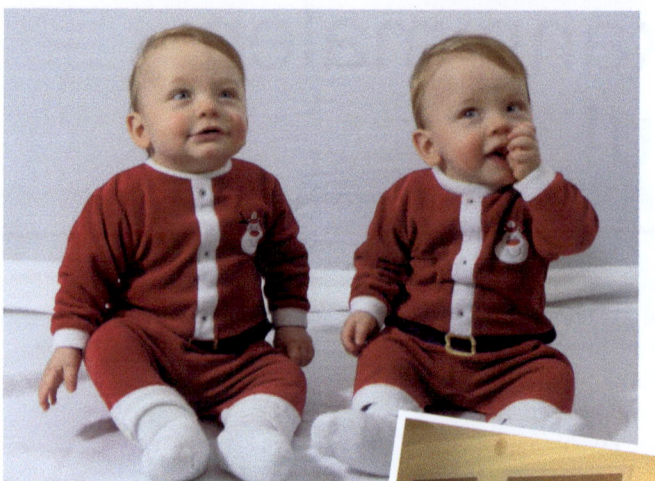

Krippenspiel mit Michel und Emil (eineiige Zwillinge) und Anni und Paul ...

Weihnachten könnte so schön sein ... wenn dieses Fotografieren nicht wäre ... Johannes und Jonathan.

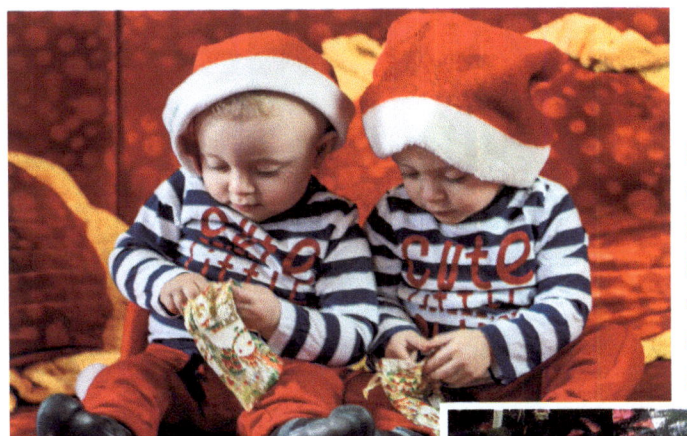

Gummibär-chen gehen immer (sie-he Seite 35) - das finden auch Tibor und Darian.

Zwei kleine Prinzessinnen freuen sich schon auf den Weihnachts-mann.

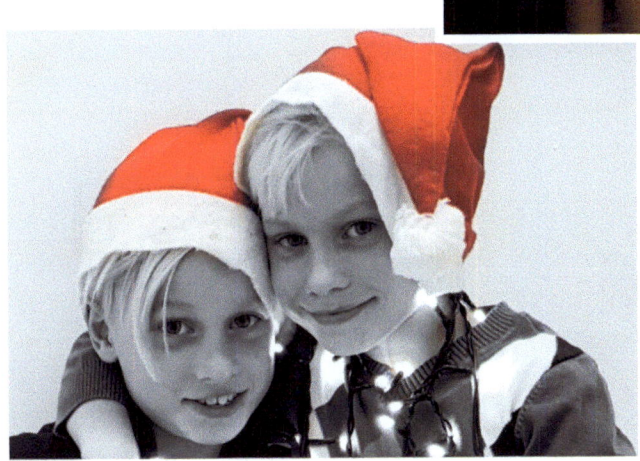

Domenik links und rechts Marc haben ihre Mutter Natalie zu zwei interessanten Beschäftigungs-büchern inspiriert (siehe Seite 25). Außerdem sind sie unsere Titelkinder.

... und da schließen wir uns an und wünschen Euch ebenfalls schöne Weihnachten & einen guten Rutsch! Die Redaktion.

So lernen Zwillinge sicher schwimmen

Wie wichtig es ist, dass Kinder frühzeitig schwimmen lernen, weiß Veronika Aretz, die Kindern das Schwimmen beibringt und Bücher zum Thema macht. Hier gibt sie ihre Erfahrungen weiter ... Teil 1 zum Thema Schwimmen lernen, gibt's in ZWILLINGE Ausgabe 40.

Je nach Alter und Kondition des Kindes reduzieren Sie die Bahnenanzahl. Nach einer Anstrengung sollte dann etwas Ruhiges folgen. Hier empfehle ich den Seestern auf den Rücken, der so oft wie möglich geübt werden sollte. Er bildet die Grundlage für eine gute Wasserlage, die in jedem Schwimmstil notwendig ist. Nehmen Sie eine Pool-Nudel zur Hilfe, alternativ ein Schwimmbrett:

- Lege die Pool-Nudel unter den Rücken.
- Breite deine Arme zur Seite aus.

- Lege den Kopf entspannt ins Wasser, die Nase zeigt zur Decke.
- Auch die Ohren sind im Wasser (was hörst du?).

Alternativ kann die Nudel auch im langen Weg unter dem Körper gelegt werden, sodass der Kopf auf das eine Ende ruht und das andere zwischen den Beinen herausschaut.

Der richtige Seestern geht allerdings ohne

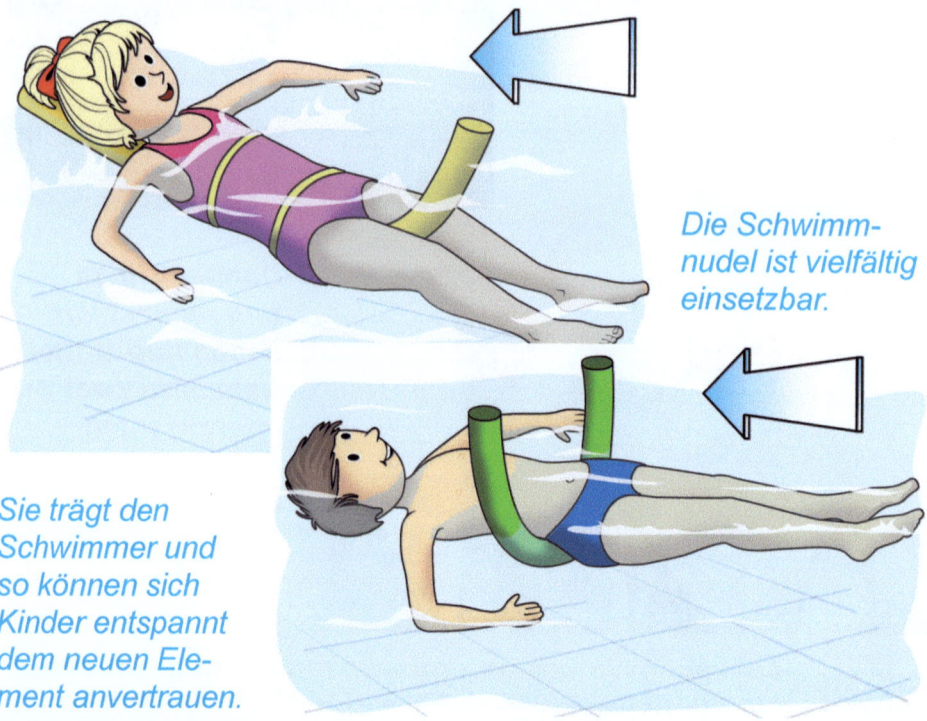

Die Schwimmnudel ist vielfältig einsetzbar.

Sie trägt den Schwimmer und so können sich Kinder entspannt dem neuen Element anvertrauen.

Nudel oder Brett.

- Lege dich auf den Rücken.
- Bringe Arme und Beine an die Wasseroberfläche und spreize sie von dir.
- Strecke dich und baue Spannung auf. So kannst du viele Sekunden auf dem Wasser liegen, ohne abzusinken.
- Mit leichten Handbewegungen kannst du auch ein herabsacken ausgleichen.

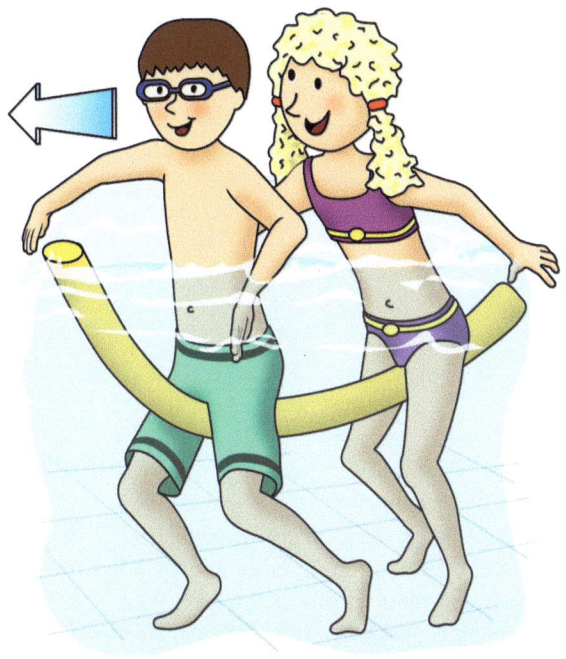

Da Kinder schnell auskühlen, ist jetzt wieder eine Übung für die Ausdauer gefragt. Die Pool-Nudel eignet sich sehr gut, um erste Schwimmbewegungen zu üben. Sie gibt genug Auftrieb und wird vom Kind als Spielzeug angesehen. Die folgende Übung „Schwimme wie ein Seepferdchen" kann allein oder auch bis zu 3 Kindern durchgeführt werden:

- Setze dich auf die Nudel.
- Hüpfe durch das Becken. Kannst du deine Arme dabei heben?
- Nimm deine Hände jetzt als Schaufel. Kommst du jetzt schneller voran?

Diese Übung kann auch rückwärts oder im Kreis ausgeführt werden („Hüpfe vorwärts und drehe dich auf der Bahn 3 Mal im Kreis"). Sollten Sie zwei Kinder betreuen, kann die Anweisung auch so lauten:

- Setzt euch Rücken an Rücken auf die Nudel.
- Hüpft in eine Richtung. Nach einigen Sekunden dreht ihr euch, sodass jeder einmal vorwärts hüpft.

Bevor die Konzentration und Ausdauer nachlässt oder das Kind sogar auskühlt, soll-

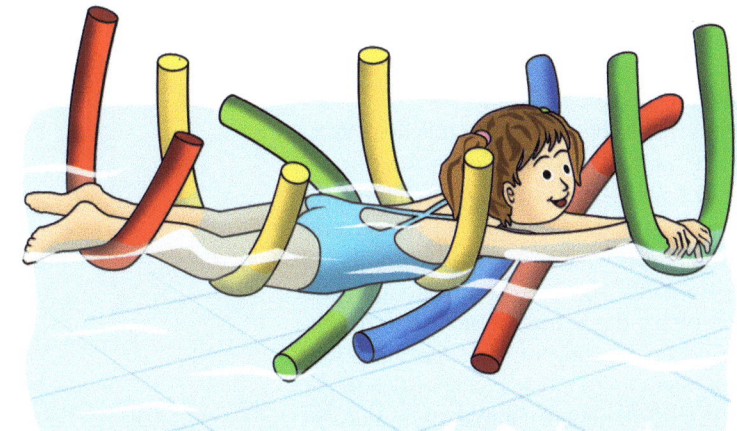

Ein ganzer „Nudelsalat" hilft hier beim Schwimmen- lernen.

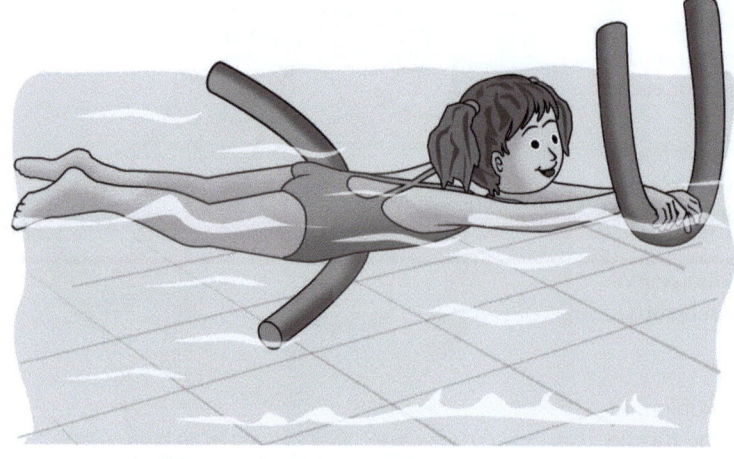

Eine Schwimmnudel für die Arme, eine für die Beine. Dann kann ja nichts mehr schief gehen.

ten Sie ein Abschlussspiel einplanen. Mit einem Kind ist es sicher nicht so einfach als mit zwei oder mehreren, daher schlage ich die von den Kindern sehr gemochte „Pool-Nudel-Liege" vor. Dazu benötigt man allerdings einige Nudeln. Wetten Sie mit ihm, dass es nicht schafft, die ganze Zeit liegen zu bleiben.

• Legen Sie alle Nudeln dem Kind zuerst in Bauchlage unter den Körper.

• Schieben Sie Ihr Kind ein Stück durch das Becken.

• Anschließend nehmen Sie eine Nudel nach der anderen fort, bis es nur noch zwei Nudeln unter sich hat.

Das Kind muss die Wette natürlich gewinnen - und nebenbei lernt es den Auftrieb der Schwimmkörper kennen. Dies ist auch in Rückenlage möglich. Aber Vorsicht: Sobald Sie merken, dass es Angst bekommt, unterbrechen Sie das Spiel.

Wie schnell Ihre Zwillinge mit dem Wasser vertraut werden und keine Angst mehr davor haben, hängt vom Wesen Ihrer Zwillinge ab. Zucken sie schon bei Wasserspritzern zurück, wird es länger dauern als bei einem Kind, dass direkt untertaucht und sich nichts draus macht, sich mal zu verschlucken. Wichtig ist, dass Sie Ihre Zwillinge niemals zu etwas zwingen, schon gar nicht zum Tauchen. Einmal ohne Vorwar-

nung kurz unter Wasser gedrückt werden, kann für lange Zeit das Aus zum Schwimmen lernen sein!

Diese Übungen können Sie ausschneiden und laminieren. So haben Sie die Texte und Bilder im Wasser vorliegen und das Nachmachen fällt leichter. Bereits fertig laminierte Karten aus der Reihe „Spielen und Lernen mit Kindern" gibt es im Handel zu kaufen:

Schwimmen lernen 1: Wassergewöhnung
Schwimmen lernen 2: Tauchen
Schwimmen lernen 3: Pool-Nudel & Co.
Schwimmen lernen 4: Geburtstagsparty
Schwimmen lernen 5: Zahlenkartenspiele
Schwimmen lernen 6: Kopfsprung & Co.
uvm.

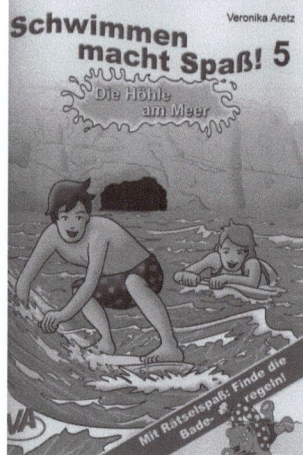

Alle Bücher und die Spielkarten gibt es auch direkt beim VA-Verlag. www. va-verlag. de

Mit Harry Potter durch die Jahreszeiten

Endlich kann Sigrun Eder, die Autorin vieler Bücher für den Salzburger Verlag Edition Riedenburg, Harry Potter mit ihren eineiigen Zwillingen Astrid und Janna lesen. Die Mädchen haben auch schon Harry-Potter-Filme gesehen - das allerdings gefällt Sigrun Eder eher nicht.

Wir haben es geschafft und es hat riesig Spaß gemacht: Ich habe Astrid und Janna „Harry Potter und der Stein der Weisen" vorgelesen. Fast täglich zum Frühstück und wann immer es gewünscht wurde. Es sind gefühlte 1000 Seiten, obwohl es nur 336 sind. Natürlich haben wir zu Beginn nachgeschaut, wie das letzte Wort auf der letzten Seite lautet. Es ist „Dudley".

Endlich kann ich mit Astrid und Janna Harry Potter lesen ...

Die Geschichte haben sie spannend empfunden. Die Sache mit dem toten Einhorn und dessen Blut trinkender Bösewicht war die schlimmste Passage. Auslassen konnte ich sie nicht. Denn die Mädels durften bereits den Film schauen, hätten es also bemerkt, wenn ich geschummelt hätte ... Klarerweise haben sie den Harry Potter-Film woanders angeschaut, nicht bei mir und ohne mein Einverständnis.

Somit diskutierten sie die Unterschiede zwischen Film und Buch, während ich bloß interessiert zuhörte. Ich hatte zwar begeistert alle Bücher gelesen und natürlich auch die Filme gesehen, doch es sind bei mir nur noch Fragmente abrufbar. Dank des Auffrischungskurses mit Astrid und Janna weiß ich nun, an welchen Stellen gekürzt, verändert oder übertrieben wurde.

Die Zwillinge Fred und George fanden sie besonders lustig, die geringschätzige Art, mit der Onkel Vernon und Tante Petunia ihrem Neffen begegnen, sorgte für betretenes Schweigen. Mir machten die Beschreibungen auch - mehr als damals - zu schaffen, da deren Erziehungskompetenz bei Null liegt.

Sobald ich auf die offensichtlichen Unterschiede zwischen Harrys Aufwachsen und das von Astrid und Janna hinwies, hieß es meistens bloß: „Weiterlesen. Mama, lies weiter." Ich bin richtig stolz, dass wir es geschafft haben.

Das nächste Buch, „Die Kammer des Schreckens", haben wir uns von Tante Claudia geborgt, da ich ab Band zwei nur noch englische Harry Potter-Ausgaben habe. Ich hielt es damals nicht aus, auf die Übersetzung zu warten.

Die Internet-Plattform „Antolin" unterstützt kleine Leseratten.

Harry ist auch ein Grund, wieso Astrid und Janna noch nicht die Mega-Punkte auf „Antolin" gesammelt haben. (Auf Seite 44 erklären wir, was „Antolin" ist.) Die beiden finden die Quizfragen zu den gelesen Büchern super - lesen selbst sehr gerne, doch das Vorlesen genießen sie besonders. Für mich ist es eine gute Möglichkeit, morgens so für eine gemeinsame Aktivität und gute Stimmung zu sorgen.

Meine Tage beginnen sehr früh, weil ich mich auch engagiere.

Der Morgen fängt bei uns mittlerweile früher an. Denn der Elternverein - dessen aktives Mitglied ich bin - hat es geschafft, eine Frühbetreuung zu organisieren. Erstaunlich, wie viele Eltern dies in Anspruch nehmen bei gleichzeitigem Desinteresse, sich im Elternverein zu engagieren. In einer Schule mit circa 180 Kindern sind zwei neue Gesichter erfreulich, dennoch zu wenig.

Auf jeden Fall fängt der Tag bei mir nun um 5.15 Uhr an. In der Arbeit gab es etwas zu feiern und viele neue Kollegen und Kolleginnen, weshalb wir unter fachkundiger Anleitung Brot backen durften. Ich mache das ohnehin gern und das Rezept ist einfach und gelingt hervorragend.

Seither backe ich einmal wöchentlich und gebe Astrid und Janna das Gebäck für die Jause mit. Ich hatte die Nase voll vom Stress, fast täglich Mohnflesserl (in Österreich: geflochtenes Brötchen) oder Laugenstangen kaufen zu müssen, weil meine Mädels aufgehört haben, Scheiben vom Brotlaib zu essen. Mir gefällt es und den beiden schmeckt es.

Weiterlesen auf Seite 46.

Mit Antolin macht das Lesen mehr Spaß

Antolin ist eine Internetplattform der Westermanngruppe, auf der Kinder Quizfragen zu gelesenen Büchern beantworten können. Dabei sammeln sie Punkte und das Lesen macht auf diese Weise noch mehr Spaß.

Antolin stellt Quizfragen zu mehr als 80.000 Kinder- und Jugendbüchern! Es kommen täglich neue Quiz dazu - gefragt sind Kinder und Jugendliche der Klassen 1 - 10.

Antolin stellt Quizfragen zu Büchern:
- zu Klassikern und Neuerscheinungen der Kinder- und Jugendliteratur
- zu fremdsprachigen Büchern, zu Sachbüchern und Comics
- zu Schullektüren und Büchern in einfacher Sprache

Antolin stellen Quizfragen zu Texten:
- zu Nachrichten und Gesellschaftsspiel-Anleitungen
- zu Lehrwerkstexten und Gedichten

Die Quiz-Typen
Antolin stellt Multiple-Choice-Fragen auf unterschiedlichen Niveaus:
- Quiz mit blauer Kappe: 10 oder 15 Fragen zum Inhalt
- Quiz mit roter Kappe: 11 oder 16 Fragen zum Inhalt, zum Nachdenken, zum Bilden einer Meinung
- Quiz mit grüner Kappe: 10 einfache Fragen für Leseanfänger oder leseschwache Kinder
- Sprach-Quiz in mehr als 10 verschiedenen Sprachen: Englisch, Französisch, Italienisch etc.
- Nachschlage-Quiz zum Nachschlagen in Lexika oder Sachbüchern
- Lehrwerks-Quiz zu Texten eines Lehrwerks
- Sprechende Quiz: Kinder können sich alle deutschen Quiz vorlesen lassen. Das hilft besonders Leseanfängern und leseschwachen Kindern.

Info bei: www.antolin.westermann.de

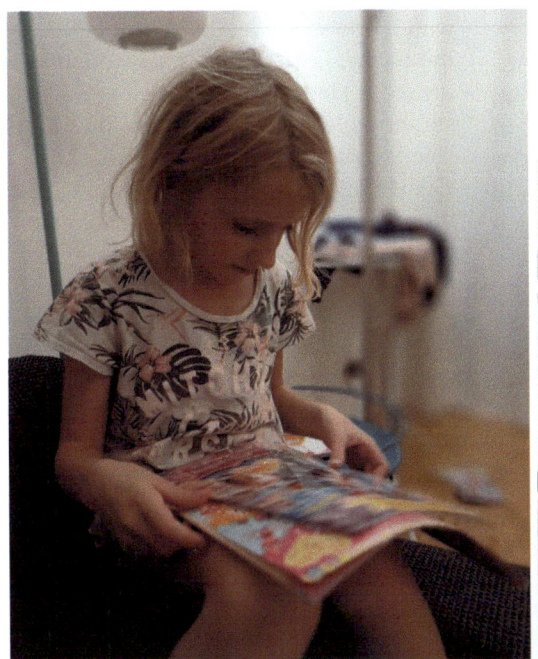

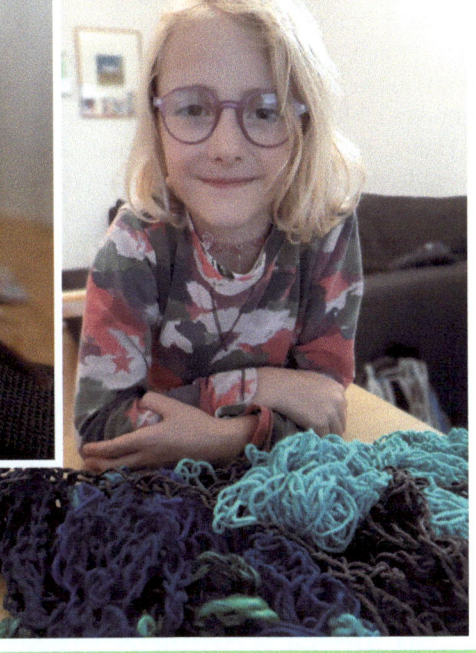

Neue Hobbys: Janna liest gerne (oben) und Astrid (rechts) hat mit Luftmaschen-Häkeln angefangen.

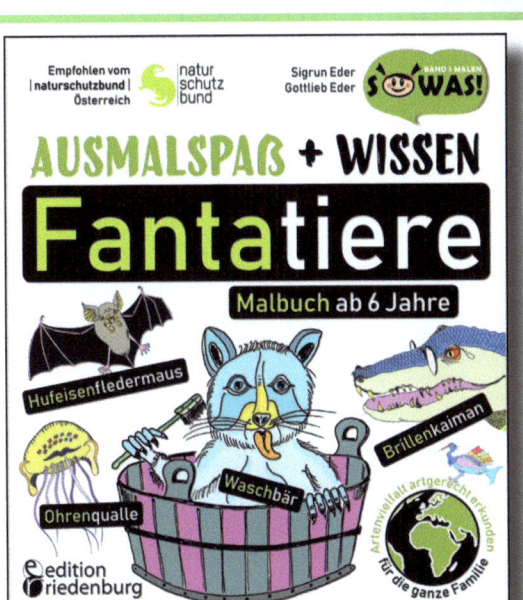

Sigrun Eder, Gottlieb Eder, Verlag Edition Riedenburg, 19,90 Euro, ISBN: 978-3-990820-32-2, Alter: 5 - 8 Jahre

In diesem Malbuch steckt neben jeder Menge Naturwissen auch viel Ausmalspaß: Wenn die Tiere auf einmal so aussehen, wie sie heißen, kommen FANTATIERE dabei heraus! Waschbär, Brillenkaiman, Blindschleiche, Ohrenqualle, Hufeisenfledermaus und über 50 weitere Weltbewohner sowie 11 FANTAPFLANZEN.

Natürlich gibt es alle Malvorlagen zusätzlich in groß mit leerer Rückseite. So können Kinder die FANTATIERE nach dem Ausmalen auch ausschneiden und kreative Tiertürme ähnlich den Bremer Stadtmusikanten damit basteln.

Fortsetzung von Seite 44.

Nicht so gut finden sie es, wenn es Abweichungen im Wochenrhythmus gibt. Ich war jetzt viel unterwegs und war auf Kinderbetreuung durch meinen Bruder und meine Eltern angewiesen. Astrid und Janna haben es prima gemeistert und ich kann mich auf meine Helfer verlassen.

Dass es schon etwas mit Astrid macht, merkte ich daran, dass sie nachts einmal „Hallo" rief, weil sie nicht wusste, wer gerade da ist. Auch hat sie am Tag davor von ihrem Bett aus in mein Zimmer gerufen: „Mama, liegt schon jemand neben Dir?" Als ich mit „Nein" geantwortet habe, kam sie rüber und hat sich zu mir gekuschelt. Immer öfter passiert es nämlich, dass mein Bett belegt ist. Astrid findet es nicht so toll, wenn mein Freund bei uns schläft. Schließlich liegt der dann dort, wo sie sonst liegt, wenn sie bei mir schläft.

Janna ist das ziemlich egal, die kommt trotzdem, wenn sie das Bedürfnis hat, weil ich sowieso der Puffer bin. Janna hat ihn in den fast zwei Jahren schon als mit unserem Haushalt vertraut eingestuft, da sie ihn zuletzt gefragt hat, wo ihr Gürtel sein könnte.

Gemeinsame Aktivitäten finden statt und werden nun mehr von mir forciert. Ich will den beiden Zeit geben für sich, mit ihren Freundinnen, mit mir und in der speziellen Konstellation. Ich finde es läuft prima. Ebenso wie das „In-die-Schule-gehen" und Lernen.

Optimiert anlässlich einer Mini-Füllung (die zweite überhaupt!) haben wir die Zahnzwischenraumreinigung, so dass wir das Geld für Dinge mit mehr Spaßfaktor ausgegeben können.

Janna macht auch super beim Putzen, Spülen und Zahnsticks verwenden mit. Allerdings fühlt sie sich angesichts gar keiner Füllung mit 7,5 Jahren des Öfteren als Superheldin und lässt dies auch raushängen. Ich hoffe, Karius und Baktus fürchten sich noch lange vor ihr. (Sigrun Eder)

Gewaltfrei Konflikte lösen dank Giraffe Gino

Emil Erdmännchen möchte mit seiner Familie und seiner Freundin Carla Chamäleon einen Ausflug zum himmlisch duftenden Beerenstrauch machen. Doch Carla Chamäleon hat keine Lust, und Emil Erdmännchen versteht nicht, wieso. Bevor es zum Streit kommt, taucht Gino Giraffe auf. Was für ein Glück! Gino Giraffe erklärt Emil Erdmännchen und Carla Chamäleon ihre Bedürfnisse ... Das fröhlich illustrierte Bilder-Erzählbuch „Was brauchst du?" unterstützt Kinder dabei, Gefühle und Bedürfnisse zu erkennen, um für jeden eine

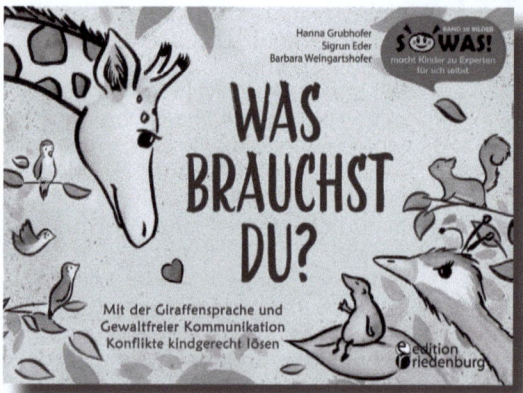

passende Lösung zu finden. Die Gewaltfreie Kommunikation (GFK) hilft dabei, Konflikte zu lösen.

Was brauchst du? Mit der Giraffensprache und Gewaltfreier Kommunikation Konflikte kindgerecht lösen, von Hanna Grubhofer, Sigrun Eder, Barbara Weingartshofer, SOWAS-Taschenbuch, Edition Riedenburg, ISBN 978-3-990820-22-3, 19,90 Euro

Streit bei Zwillingen: Ablenkung hilft (meist)

Streit ist ein häufiges Problem in Zwillingskinderzimmern. Da der natürliche Altersabstand fehlt, neigen Zwillinge dazu, sich ständig miteinander zu messen und mehr als dies Geschwister tun. Was kann hier helfen? Ablenken ...

Ich habe in ZWILLINGE einen Artikel zum Thema Streit entdeckt in einer Zeit, in der sich unsere Zwillinge, Leandro und Federico, die im Juli vier Jahre alt geworden sind, in einer extremen Streit- und Konkurrenzphase befinden. Wie gerne hätte ich ein Patentrezept!

Um den Streit abzumildern muss man sich mit kleinen Tricks behelfen. Zum Beispiel sind unsere beiden derzeit ganz verrückt nach Geschichten, besonders nach Banalitäten, die Bekannte erlebt haben und die von mir ganz spannend erzählt werden. Und entsprechend ausgeschmückt.

Oder ich vergebe Minuspunkte für Hauen, Treten und Schubsen des Bruders. Drei Punkte führen dazu, dass die kleine Süßigkeit, die ich beim Abholen vom Kindergarten immer auf den Sitz lege, wegfällt.

Aber wer will schon den ganzen Tag lang ablenken, wenn Streit aufkommt, oder gar drohen?

Federico und Leandro gehen in verschiedene Kindergartengruppen. Das war für unsere Zwillinge die richtige Entscheidung und nimmt viel Dampf aus der angespannten Beziehung. Oft wird schon auf dem Rückweg vom Kindergarten gestritten, wer als erster in das Auto einsteigen darf und auf welchem Sitz wer sitzen darf. Wenn wir uns nachmittags mit anderen Kindern treffen, entspannt sich die Situation jedoch völlig.

Aus unserer Sicht ist das regelmäßige Trennen der beiden oder das Zusammensein mit anderen Personen wichtig. Dann konkurrieren sie nicht mehr miteinander und das Spielen mit anderen Kindern, das erstaunlich streitfrei auch mit den anderen Kindern läuft, wichtiger.

Leider können wir solche Spielnachmittage auch meist nur am Wochenende realisieren.

Eine Kollegin, die auch Zwillinge hat – zwei Mädchen, erzählte mir, dass ihre Zwillinge von klein auf abwechselnd jeden Mittwoch eine Tante besuchen konnten und heute noch von diesen Besuchen schwärmen. Die beiden sind inzwischen 13 Jahre alt. Leider hat sich auch da nichts an der Streitsituation geändert und durch die beginnende Pubertät finden sie immer mehr Streitanlässe.

Bei allen Turbulenzen durch den ständigen Streit darf man nicht vergessen, dass es auch sehr schön ist, zwei gesunde, lebhafte Kinder zu haben, die irgendwann einmal auch von diesen Erfahrungen profitieren können. (Barbara G.)

Streit im Zwillingszimmer

Wir suchen Ihre Erfahrungen auf diesem Gebiet. Falls Sie etwas zu unserem neuen Buch über das Thema Konkurrenz, Neid und Streit bei Zwillingen beitragen möchten, fordern Sie unseren Fragenbogen zum Thema an. info@twins.de

Eineiige Zwillinge im Kindergarten

Manchmal ist es wie verhext: Gerade wenn Zwillingseltern denken, sie hätten die richtige Entscheidung bezüglich Trennung im Kindergarten getroffen, muss die Entscheidung revidiert werden. Gina möchte doch gern in Janas Gruppe.

Meine Zwillinge Jana und Gina wurden acht Wochen zu früh geboren und sind augenscheinlich eineiig. Sie sind vom Charakter her sehr unterschiedlich, teilweise total entgegengesetzt, so als hätten sich verschiedene Eigenschaften auf die einzelnen Kinder aufgeteilt. Während Gina sehr sensibel, sorgfältig und fürsorglich ist, ist Jana eher unempfindlich, cholerisch und auf sich bedacht. Gina malt zum Beispiel Bilderbücher ganz genau aus, Jana überkritzelt lieber alles. Bei Konflikten haut Jana ihre Schwester sehr schnell oder zieht sie an den Haaren, Gina würde nicht auf die Idee kommen, es ihr gleich zu tun.

Gina und Jana sind total unterschiedliche eineiige Zwillinge.

Um ihre Unterschiedlichkeit und ihre eigenen Fähigkeiten zu unterstützen, entschlossen wir uns für verschiedene Gruppen im Kindergarten. Vorher im Spielkreis waren sie noch zusammen und für die beiden war es ganz normal, jetzt ihre eigene Kindergartengruppe zu bekommen. So vermittele ich es ihnen aber auch.

Im Sommer wurden die beiden gleichzeitig auch noch trocken und sauber, im September ging es dann mit dem Kindergarten los. Sie waren dreieinhalb Jahre alt.

Der erste Tag war beim Abschied noch irritierend für die Kinder, keiner wusste genau, wo er bleiben wollte (und auch wusste nicht, bei wem ich mich zuletzt verabschie-

den sollte). Doch schon am nächsten Tag blieb jede bereitwillig in ihrer Gruppe. Eine brachte die andere noch in deren Raum und wurde dann zuletzt von mir verabschiedet. Es gab kein Geschrei, keine Probleme (wohl auch bedingt durch ihre einjährige Erfahrung im Spielkreis, wo sie schon die Trennung von der Mama üben konnten).

Anfangs besuchten sie sich in den jeweiligen Gruppen.

Anfangs besuchten sie sich noch manchmal in Begleitung der Praktikantin, um zu gucken, was die andere jeweils tat und ob sie auch nichts versäumte. Das hörte dann aber schnell auf.

Beim Abholen guckte ich immer, welche Tür sich zuerst öffnete und mit dem jeweilgen Kind an der Hand holte ich dann die Schwester ab. Die Begrüßung war immer freudig, teilweise umarmten sie sich. Jeder hatte viel zu erzählen und war stolz auf seine Gruppe. Endlich mal was Eigenes! Die zweite Trennung, die von der Schwester nämlich, erschien einfacher als ich gedacht hatte.

Nach dem Kindergarten gab es einigen Stress ...

Was mir allerdings zu schaffen machte: Zum einen die morgendliche Hetze und das Antreiben, ich war jedes Mal fix und fertig, vor allem wegen der Anzieherei. Zum

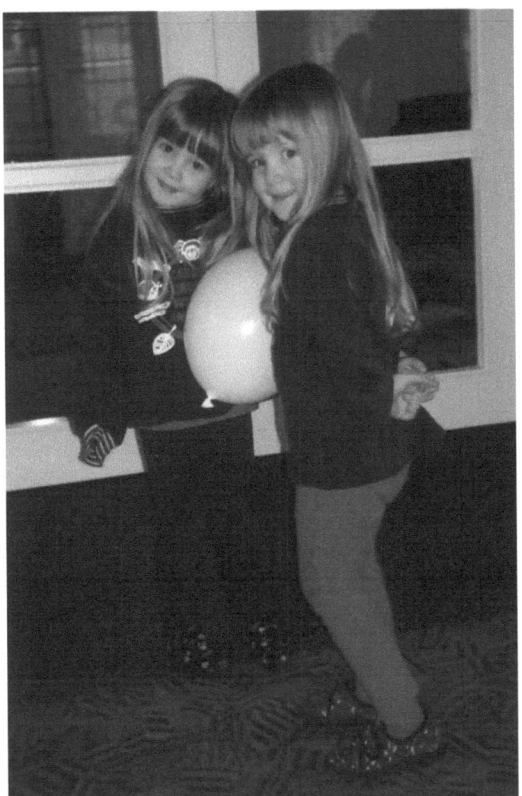

Gina (links) und Jana tanzen den „Luftballontanz" während des Kuraufenthaltes.

wäre, während Gina allein ausgestiegen war. Jana schmiss sich daraufhin zu Boden und weigerte sich, mitzukommen. So nahm das Drama seinen Lauf. Eine andere Mutter sagte später zu mir: „Als ich das sah, wusste ich, das können nur Zwillinge sein!" Sie war selbst Zwillingsmutter.

Im Kindergarten waren Jana und Gina schnell überall bekannt, da sie als einzige eineiige Zwillinge natürlich auffielen, so auch bei den Kindern der jeweils anderen Gruppe. Die Kinder konnten die beiden allerdings schnell auseinander halten, vor allem durch die unterschiedliche Kleidung und weil die andere Schwester dem jeweilgen Kind einfach fremder war. Und natürlich auch, weil sie eben charakterlich sehr unterschiedlich sind.

Das merkte ich vor allem durch Gespräche mit den Erzieherinnen. Jana und Gina hatten ein ganz unterschiedliches Gruppenverhalten. Gina guckte verlegen weg, wenn ein Kind sie grüßte und hielt sich mehr an Erwachsene. Ihr fiel es schwer, Komtakte zu anderen zu schließen, vielleicht wollte sie es auch gar nicht. Sie machte alles mehr für sich alleine und beobachtete viel.

Jana fand schneller Anschluss, hatte dann drei Freundinnen, mit denen sie wirklich spielte, vor allem mit Sarah, auch ein Zwilling, deren Schwester in Ginas Gruppe ist. Sie machten sich gegenseitig die Hausschuhe zu, tollten auf der Matratze herum und heckten zusammen Streiche aus.

anderen die anfängliche Unausgeglichenheit der Kinder nach dem Kindergarten. Dort noch lieb und zurückhaltend, danach wurde alles an mir entladen: Aggressivität, Bockigkeit, Gejammer und Streiterei mit der Schwester.

Beide brüllten und die ganze Straße guckte uns zu.

Eine Situation werde ich wohl nie vergessen: Auf dem Nachhauseweg, wir liefen eine belebte Einkaufsstraße entlang, beziehungsweise ich lief. Jana krabbelte mir trotzig und brüllend hinterher, Gina hatte ich schreiend an der Hand. Sie schrie, weil ihre Zwillingsschwester so brüllte. Alle guckten, ich war die Attraktion der Straße.

Und warum das ganze Theater? Nur, weil ich Jana schnell aus der Straßenbahn heben musste, bevor diese mit ihr davon gefahren

Lesen Sie bitte weiter auf Seite 50 unten

Können Zwillinge nicht miteinander spielen? Doch.

Die Zwillinge Kim und Kora spielen eigentlich ganz gut zusammen. Sie ziehen sich auch gern in ihre gemeinsames Kinderzimmer zurück. Die eine achtet auf die andere und die Mama muss kaum dazwischen gehen. Allerdings passen sie auch genau auf ihre Spielsachen auf und das nervt dann manchmal.

Heute möchte ich zum Thema „Können Zwillinge nicht spielen?" auch meinen kleinen Beitrag leisten.

Meine Mädchen sind mittlerweile knapp zweieinhalb Jahre alt und spielen fast immer prima zusammen. Das anfängliche „Dem-anderen-was-wegnehmen" ist fast gänzlich verschwunden. Ich habe aber auch oft dazwischen gefunkt, wenn mir der Streit um dasselbe Spielzeug zu bunt wurde und versucht, zu erklären, dass „die andere" ja auch mal damit spielen möchte, beziehungsweise, dass wir zwei davon haben. Wir haben zum überwiegenden Teil alles doppelt, aber eben nicht alles. Das haben sie eigentlich auch relativ schnell kapiert.

Weiterlesen von Seite 49:
Es ist wohl nicht verwunderlich, dass Gina plötzlich nicht mehr in den Kindergarten wollte, nachdem sie im Dezember wegen Krankheit zu Hause bleiben durfte. Sie machte fortan Theater, hatte „Bauchweh" beim Abschied. Als es gerade wieder ging, sie sich wieder etwas eingelebt hatte, brachen in ihrer Gruppe die Ringelröteln aus. Und da ich gerade in der siebten Woche mit unserem dritten Kind schwanger war und mich keinesfalls anstecken durfte, musste ich die beiden wochenlang aus der Kindergarten nehmen, da immer neue Kinder daran erkrankten. Schade für Jana. Sie ging so gern in den Kindergarten. Keine Faschingsfeier, keine Sarah!

Gina war froh, wieder zu Hause bleiben zu können. Die beiden begannen auch, schön miteinander zu spielen zu Hause, aber es war für mich schon etwas strapaziös, vor allem wieder die tägliche Kocherei! Das änderte sich, als ich danach gleich zur Mutter-Kind-Kur fuhr und als wir wieder zu Hause waren, begannen gleich die Osterferien. Also wochenlang kein Kindergarten! Sie waren also im neuen Jahr gerade mal eine Woche dort!

In zwei Wochen geht es wieder los. Auf Nachfrage will Gina wohl gern in Janas Gruppe Es wäre wohl einfacher für sie. Aber, würde sie so lernen, in Kontakt mit anderen Kindern zu kommen? Die Konkurrenzkämpfe zu Hause würden sich im Kindergarten fortsetzen? Das ständige „Was macht Jana?" oder „Ich will auch!" oder „Wer darf zuerst?" etc. und Jana würde darunter leiden. Schlussendlich würden beide am Weiterkommen gehindert werden. Eine schwierige Entscheidung ... (Daniela B.)

Heute muss ich sie schon manchmal aus dem Kinderzimmer „zerren", wenn es ums Rausgehen an die frische Luft oder ans Mittagessen gehen soll. Sie spielen wirklich prima zusammen, im wahrsten Sinne des Wortes. Sie „unterhalten" sich auch darüber, was sie spielen wollen und wer welches Spielzeug nimmt.

Manchmal muss ich noch schlichtend eingreifen.

Aber auch jetzt muss ich häufig noch eingreifen und reden, dass man sich nicht streitet und schön zusammen spielen muss. Ich gehe auch nicht immer dazwischen, wenn ich meine, dass die eine oder andere Recht hat. Sicherlich haben auch sie ihre Tage, an denen sie sich nur streiten, aber das kommt eher selten vor.

Nur, wenn der Papa zu Hause ist, dann wollen sie komischerweise nur von ihm beschäftigt werden, während sie, wie erwähnt, bei mir fast immer allein spielen. Das heißt natürlich nicht, dass ich nie mit ihnen spiele, aber wenn ich etwas anderes zu tun habe, dann sage ich ihnen das und sie verschwinden auch meistens in ihrem Kinderzimmer oder spielen da, wo ich mich aufhalte.

Die beiden haben einen Tick: Alles muss gleich und gleich viel sein.

Auch heute noch kommt ein „Tick" von beiden immer mal wieder durch, der ich viel mehr nervt: beide müssen zwei, möglichst gleiche Teile in den Händen halten, damit sie spielen oder auch auf einen Besuch mitnehmen. Als sie circa ein Jahr alt waren, und wir zu einer routinemäßigen Frühgeborenen-Untersuchung in die Uniklinik Göttingen mussten, wollten beide unbedingt unsere Zahnbürsten und Haarbürsten mitnehmen. Alles Reden nutzte gar nichts, und unter Zeitdruck gaben wir schließlich nach.

Es war ganz lustig, als wir dort ankamen und uns die Leute mit einem Lächeln verfolgten.

Schlimm ist es, wenn wir von den kleinen Puppentellern nur einen oder drei haben oder einer von den insgesamt vieren verschwunden ist. Dann heißt es für mich, dass ich irgendwann, wenn sich der Streit gelegt hat und sie gerade nicht mehr damit spielen, einen Teller verschwinden lasse, damit sie entweder jeder einen davon oder jeder zwei davon haben. Dass eine nur einen Teller hat zum Spielen und die andere zwei - das geht auf gar keinen Fall! Natürlich muss ich aber auch das fehlende Teil suchen, damit alles seine Ordnung hat. Das nervt mich wirklich!

Sie passen drauf auf, dass jede etwas bekommt - das ist auch wieder schön.

Schön ist dabei auch wieder, dass beide immer aufpassen, dass die andere auch immer etwas bekommt, zum Beispiel beim Arzt oder in der Bank ... oder aber auch beim Essen und Trinken. Wenn die eine isst oder trinkt (oder auch nicht), tut das auch die andere. Wenn die eine ihre Schmusekatze holt, macht dieses selbstverständlich auch die andere ...

Vielleicht spielen sie gerade deshalb so gut zusammen, weil sie eben so aufeinander fixiert sind. Ich hoffe auch, dass es weiterhin so gut klappt. (Sabine B.)

Zum dritten Mal: Leonie und Sarah bitten zum Münchner Zwillingstreff

Zwillinge tauschen sich gerne untereinander aus. Es gibt so viele Themen, von denen andere, die nicht als Zwilling geboren wurden, nichts verstehen. Leonie und Sarah veranstalten deshalb ein spezielles Treffen für Zwillinge, das immer zum Oktoberfest, zur Münchner Wiesn stattfinden. Gerade hat es zum dritten Mal stattgefunden

Gestern hatten wir unser drittes Zwillingstreffen in München und es war wieder einmal ein großer Erfolg!!!

Wir hatten circa 25 Zwillingspaare aus ganz Deutschland, die zu unserem Treffen nach München kamen. Viele kamen aus Bayern aber auch von Österreich, der Schweiz und aus dem Norden von Deutschland.

Wir haben ein bisschen Programm vorgesehen und so ging es als erstes zum Minigolf, wo wir uns schon mal ein bisschen kennengelernt hatten. Danach besuchten wir gemeinsam einen Biergarten und am Abend waren wir noch fit, um ins Käferzelt auf die Wiesn zu gehen.

Die Zwillingspaare waren bunt gemischt - wir hatten männliche und weibliche sowie ein- und zweieiige Zwillinge und es waren auch alle Altersklassen dabei. Angefangen von Kindern mit 11 Jahren bis zu Zwillingen mit 65 Jahren.

Sehr viele Zwillinge kannten wir schon vom letzten Jahr. Sie kommen immer wieder gerne zu unserem Treffen, aber es waren auch viele neue Zwillingsgesichter dabei die noch nie so ein Treffen besucht haben.

Bei den letzten Treffen waren sehr viele Teilnehmer aus Bayern dabei, aber auch von weiter her wie aus Mainz oder so-gar aus Österreich und aus der Schweiz. Alle fanden das Treffen super klasse und wir wurden auch mehrmals gefragt wann denn das nächste Treffen stattfindet. Da wollten alle wieder gerne dabei sein.

Es ist immer toll, sich über Zwillingsanekdoten, über die Gemeinsamkeiten, die lustigen Streiche, die Vorteile bzw. auch über die Probleme auszutauschen.

Natürlich kam es besonders an diesem Tag zu Verwechslungen und verdutzten Gesichtern, als wir in das Käferzelt „einmaschierten" ... Und nach ein oder zwei Maß wurde es immer schwieriger, die Unterschiede herauszufinden. Wahrscheinlich dachten einige Leute, sie sähen doppelt, weil sie schon zuviel Bier getrunken hätten. Das Wiesnbier ist ja auch stärker als normales bayerisches Bier.

Also insgesamt war es ein großartiger Tag und wir als Organisatorinnen sind überglücklich, dass unser Treffen so gut angekommen ist. Da lohnt sich der Aufwand und die Mühe und das gibt uns eine super Motivation, das nächste Treffen jetzt schon zu planen. Das Treffen war wirklich klasse und wir hatten Traumwetter trotz vorheriger schlechter Vorausage, alles hat super funktioniert. Wir alle hatten richtig viel Spaß

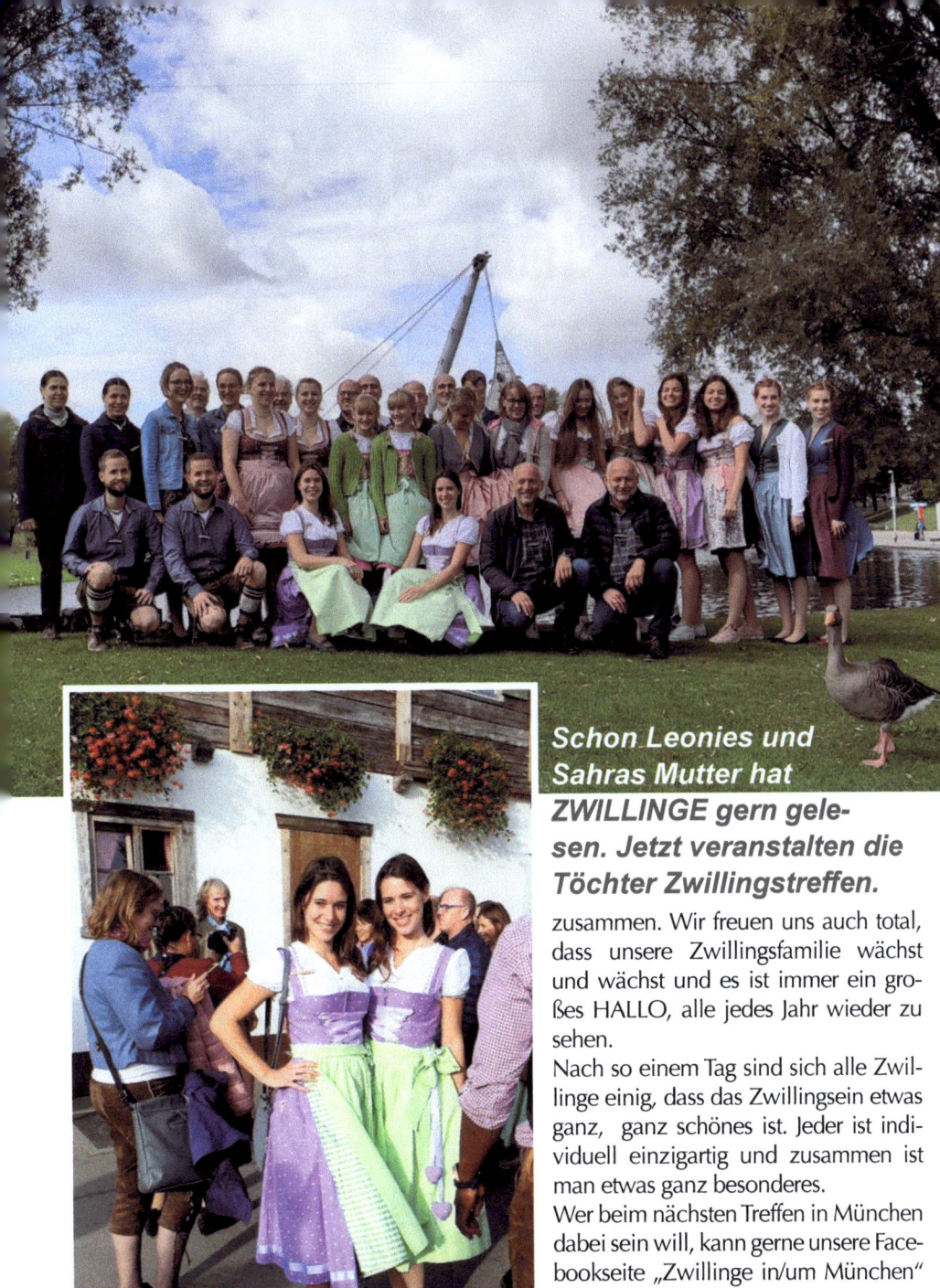

Schon Leonies und Sahras Mutter hat ZWILLINGE gern gelesen. Jetzt veranstalten die Töchter Zwillingstreffen.

zusammen. Wir freuen uns auch total, dass unsere Zwillingsfamilie wächst und wächst und es ist immer ein großes HALLO, alle jedes Jahr wieder zu sehen.

Nach so einem Tag sind sich alle Zwillinge einig, dass das Zwillingsein etwas ganz, ganz schönes ist. Jeder ist individuell einzigartig und zusammen ist man etwas ganz besonderes.

Wer beim nächsten Treffen in München dabei sein will, kann gerne unsere Facebookseite „Zwillinge in/um München" liken oder uns eine Email an sarahleonie2twin@gmail.com schreiben.

Bis zum nächsten Treffen - Leonie & Sarah

Shopping"vergnügen" mit drei Kindern und einem Mann

Wichtige Einkäufe erledigt man besser allein, sprich ohne Kinder und auch am besten ohne Mann. Zwillingsfamilie F. aus der Nähe von München wollte sich den Spaß am gemeinsamen Einkaufen nicht nehmen lassen und so brachen Vater, Mutter und drei Kinder Richtung München auf.

Der erste Samstag im März: ein idealer Zeitpunkt zum Shoppen, Flanieren, Latte Macchiato trinken, wären da nicht die Kinder, die dringend neu eingekleidet werden müssen. Und so drängten wir uns bereits im ersten großen Kaufhaus in München die Rolltreppen hoch neben vielen anderen Familien mit demselben Ziel.

Unsere große Tochter wollte lieber zu Hause bleiben.

Nachdem die große Tochter uns wochenlang mit einem ganz speziellen Schuhwunsch einer bestimmten Marke verrückt gemacht hatte und wir ihr an diesem Tag diesen Wunsch endlich erfüllen wollten, zog diese es dann doch zwei Minuten vor der geplanten Abfahrt vor, sich jetzt nicht den Strapazen der Fahrt nach München zu unterziehen.

So fuhren mein Mann und ich nur mit den drei Kleinen und der Hierarchie folgend war unsere neunjährige Tochter als erstes an der Reihe, sich neue Jeans auszusuchen. Unsere vierjährigen Zwillingssöhne halfen bei der Vorauswahl tatkräftig mit und schleppten zahlreiche Oberteile (eins hässlicher als das andere und natürlich in völlig falschen Größen) an. Als wir endlich einen Anpro-

benplatz ergattert hatten (wie gut, dass wir uns zu viert in eine Umkleidekabine gequetscht hatten, so unterschritten wir mit 12 Hosen deutlich die angegebene Höchstzahl von 5 Kleidungsstücken pro Person ...) und sich unsere sehr schlanke Franzi in eine Jeans zu quetschen versuchte, deren Unterschenkelumfang gut zu ihrer Puppe gepasst hätte, wurde unser Vinzi jede Minute unruhiger, bis er fragte: „Mama, kann man auch während des Anprobierens auf's Klo?" So ließ ich unseren großen Kleiderberg in der Umkleidekabine zurück und suchte mit Vinzi die Toilette auf, die sich natürlich in einem ganz anderen Stockwerk befand. Kaum war ich wieder im vierten Stock bei Franzi angelangt, spürte sie urplötzlich ihre Blase und musste ganz dringend auf die Toilette, was sie auf meine Nachfrage fünf Minuten zuvor noch vehement verneint hatte.

Papa schläft in der Kinderecke vorm Fernseher ...

Mein Mann war unterdessen vor dem Fernseher in der Kinderecke eingenickt, so dass ich mit allen drei Kindern wieder einige Stockwerke nach unten fuhr. Wir hatten

Lesen Sie bitte weiter auf Seite 54

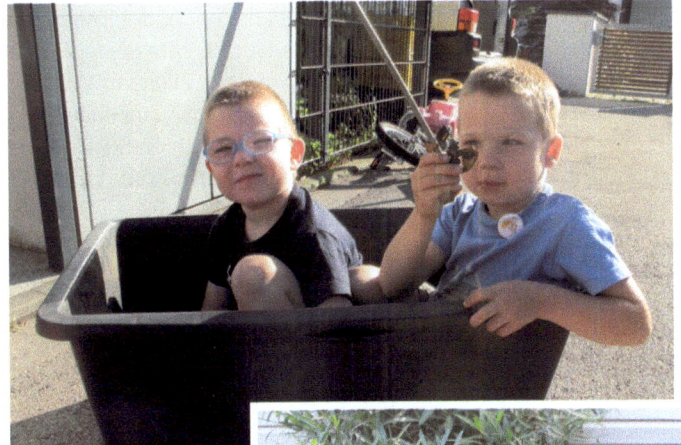

Korbi (Korbinian hier rechts) ist der Zwilling ohne Brille, aber mit Insulinpumpe, um den Diabetes in Zaum zu halten.

Geht's per Fahrrad zum Einkaufen? München ist doch zu weit weg. Die Zwillingsfamilie benutzt die S-Bahn.

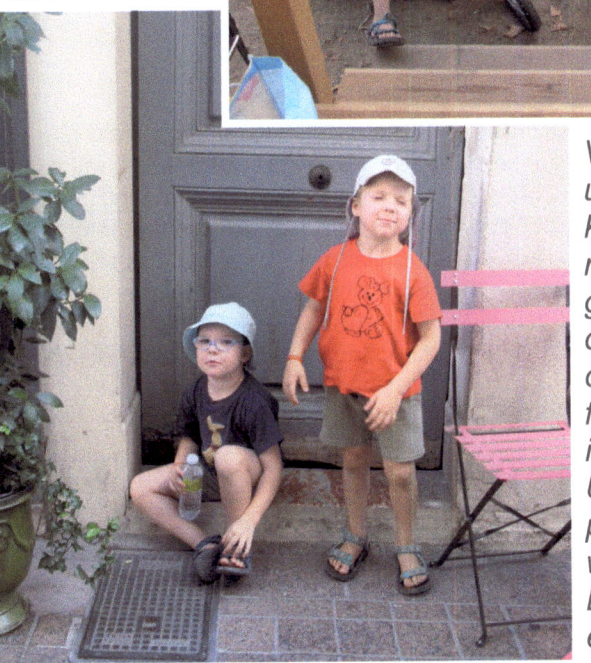

Vinzenz (der mit Brille) und Zwillingsbruder Korbinian sind erfinderisch, wenn es darum geht, Alltagsgegenstände in Löschkanonen oder Angelhaken umzufunktionieren. Einkaufen ist weniger „ihr Ding" ... Und auch der Zwillingspapa war eher gelangweilt, als interessiert. Er ist in der Kinderecke eingenickt.

gerade mal die Hälfte der auserkorenen Hosen anprobiert, da verspürte der dritte im Bunde ein ganz dringendes Bedürfnis, das er offenbar einige Minuten zuvor noch nicht erledigen hätte können.

Bei diesem Toilettengang erlaubte ich mir prophylaktisch auch mal zu gehen. Trotz eindringlicher Ermahnung meinerseits an Korbi, auf jeden Fall noch mit dem Türeöffnen zu warten, riss er selbige unvermittelt auf und bot der wartenden Schlange freien Blick auf seine halbentblößte Mutter. Na super!

Der Einkauf hatte kaum angefangen, da reichte es mir schon!

Schon im ersten Geschäft so mitgenommen und noch weit von einem Shoppingergebnis entfernt, erfüllte ich nach dem dritten Toilettenlauf ein typisches weibliches Klischee, indem ich mehrere Minuten mit allen Kindern im Schlepptau fluchend nach der richtigen Umkleidekabine suchte.

Die Jungs waren nun der Ansicht, dass sie lange genug brav gewesen seien und schnappten sich zwei Kleiderbügel, die sie zu „Löschkanonen" umfunktionierten. Feuerwehr-Spielen ist gerade bei un sehr „in". Auf diese Weise lief jeder Kaufhausbesucher, der nicht schnell genug zur Seite springen konnte, Gefahr, diese Löschkanonen aus Versehen in den Bauch gerammt zu bekommen.

Die Phantasie kennt keine Grenzen - aus Bügeln werden Angeln.

Als ich unseren Söhnen durch mein wiederholtes Schimpfen das Spiel zu sehr verleidet hatte, verwandelten die beiden ihre Kleiderbügel in Angelhaken, was zwar die umstehenden Mitmenschen verschonte, nicht aber meine Nerven.

Innerhalb weniger Sekunden hatten sie mit Hilfe der Angelhaken einen ganzen

Schwung an Oberteilen und Hosen von den Kleiderständern heruntergefegt. Ich hatte noch nicht mal die Hälfte in Windeseile wieder ordnungsgemäß aufgehängt, da machte sich Vinzi, durch enthusiastische Anfeuerungsschreie seitens Korbi beflügelt, bereits wieder ans Werk.

Mein Mann stand leider währenddessen just an der Kasse an, an der gar kein Fortschritt zu erkennen war. Ich wollte nur noch schnellstmöglich raus, stellte jedoch leider erst im Erdgeschoß fest, dass sich Korbi auf einer der vier Etagen seiner Schuhe entledigt haben musste. So blieb mir nichts anderes übrig als verzweifelt nach seinen Schuhen zu suchen. Korbi gab vor, sich an nichts mehr erinnern zu können. Im obersten Geschoß wurde ich endlich fündig.

Bereits während der Suchaktion bedrängten mich alle drei Kinder, dass sie fast am Verhungern wären (das Mittagessen lag nun tatsächlich auch schon über drei Stunden zurück ...), so dass wir anstatt in das nächste Bekleidungsgeschäft schnell in eine Bäckerei stürmten.

Nach den Schuhen geht auch noch ein Kind verloren ...

Bevor wir allerdings Butterbrez'n & Co. genießen konnten, bemerkte ich mit großem Schrecken, dass uns ein Kind abhanden gekommen war. Ich rannte sofort zu dem Geschäft zurück, wo ich Gott sei Dank unseren herzzerreißend weinenden Vinzi in die Arme schließen konnte.

Alles andere als entspannt, aber immerhin mit einem Viertel unserer geplanten Einkäufe und völlig überhöhten Zuckerwerten (wir hatten erst nach geraumer Zeit festgestellt, dass sich die „Löschkanone" anscheinend in Korbis Insulinpumpenschlauch verfangen und schlussendlich die Katheternadel rausgezogen hatte), traten wir abends den Nachhauseweg an. (Dorothea F.)

Falsche Erwartungen sind unausgesprochene Vorwürfe

Im letzten Heft (ZWILLINGE Nr. 40) hatten wir den Hilferuf einer Zwillings-mutter veröffentlicht. So wie sie, fühlen sich viele Frauen unverstanden von ihrem Partner, dem Zwillingsvater, und denken bereits an Trennung und Scheidung. Immer wieder der Vorwurf: „Was hast Du den ganzen Tag gemacht?" Hier der beste Tipp: Dann lass ihn einfach einmal machen ...

Kannst Du ihn nicht einmal einen ganzen Tag lang auf die Zwillinge aufpassen lasen? Mein Mann fragte mich auch, was ich den ganzen Tag wohl getan hätte, wenn ich abends auf dem Sofa einschlief ... Das fragt er mich jetzt nicht mehr ... (Kim D.)

Ja, auch wir haben uns scheiden lassen. Und damit hier keine falschen Vorstellungen aufkommen: ICH bin der Vater. (*Anm. d. Red.:* Andrea ist im Italienischen ein Männername.)
Egal, wie der Alltag bei Euch aussieht: versucht, Euch zusammen zuraufen. Geht zur Paarberatung, sucht Euch einen Babysitter, damit ihr mal ausgehen könnt, sprecht über Eure Probleme, egal, wie müde ihr seid. Eine Scheidung ist das mieseste, was Ihr ins Auge fassen solltet. (Andrea P.)

Sprecht über Eure Probleme. Du kannst es immer möglich machen, ein oder zwei Tage mal zu einer Freundin zu fahren und dann kann er einmal zeigen, wie er mit der Situation zurecht kommt. Vielleicht muss er es auf die ‚harte Tour' lernen?! (Tina F.)

Es tut mir sehr leid, dass Du das durchmachen musst. Viele Menschen wissen gar nicht, wieviel Arbeit Zwillinge machen. Selbst unsere nächsten Mitmenschen, sehen es manchmal nicht.
Auch ich war am Anfang sehr frustriert über die Ignoranz mancher Menschen. Inzwischen habe ich das abgeschüttelt und denke mir, was soll's?! Ich habe es aufgegeben, irgendjemandem zu erklären, wie schwer es mit Zwillingen sein kann. Die meisten können nicht in meine Schuhe schlüpfen und anerkennen, was ich den lieben langen Tag alles mache.
Glücklicherweise habe ich einen Ehemann, der mir viel hilft. Immer wieder macht er auch einmal etwas allein mit den Zwillingen, obwohl oder gerade weil er weiß, wie anstrengend das sein kann. Aber ich sage es nochmal: das wissen nur wir selbst. Unsere Familien und Freunde haben keine Ahnung. PS. Seit den Zwillingen kommt zweimal pro Monat eine Putzfrau ins Haus. Das hilft uns enorm. Mit Putzen habe ich keinen Stress. (Johanna P.)

Ja, auch wir haben uns scheiden lassen. Deshalb rate ich Dir (vorausgesetzt, Ihr wollt zusammen bleiben), sucht Euch so schnell wie möglich eine Eheberatung. Versucht, da anzuknüpfen, wo Ihr in Eurer Beziehung vor den Zwillingen ward. Es lohnt sich wirklich, um die Beziehung zu kämpfen. Das ist jedenfalls weniger anstrengend, als zukünftig alleinerziehend durchs Leben zu gehen. (Stephanie L.)

Mein Mann sieht, welche Arbeit ich mit unseren Zwillingen habe. Aber es ist die Ignoranz der Familie, die mich auf die Palme bringt. Sogar meine eigenen Eltern sagen immer wieder, dass ich doch auch fast gleich alt wie mein Bruder war ... auch sie sagen dauernd solche Sachen wie ‚was machst Du bloß den ganzen Tag ...?' Aber es gibt einen riesigen Unterschied zwischen Zwillingen und Kindern, die nacheinander geboren wurden, auch wenn sie altermäßig nah beieinander sind.

Das verstehen Außenstehende einfach nicht, bis sie einmal auf Zwillinge aufgepasst haben. Ich habe gerade angefangen, meine Zwillinge meinen Eltern anzuvertrauen. Meine Eltern kommen zu uns ins Haus und und ich gehe, Erledigungen oder etwas für mich zu machen. Dann lasse ich ihnen eine lange, sehr lange Liste da, was alles zu tun ist. Seitdem haben sie kapiert, dass die Zwillinge einem sehr wenig Zeit lassen, all die kleinen Haushaltsdinge zu erledigen. Seitdem höre ich keine blöden Kommentare mehr.

Ich hoffe, dass alle, die jetzt an Trennung oder Scheidung denken, doch noch den richtigen Weg einschlagen und Verständnis - zumindest - beim Partner finden. (Amanda R.)

Es ist wirklich besonders frustrierend, wenn das nähere Umfeld die Arbeit, die man mit Zwillingen hat, nicht anerkennt. Was denken die sich? Heutzutage kann man Kinder nicht einfach allein in den Garten stellen und sagen ‚nun spielt mal schön' ... Außerdem sind die meisten Mütter heute auch berufstätig und müssen beides schultern: Kinder und Job. (Petra M.)

Wir hatten nach der Geburt unserer Kinder immer ein bisschen zu kämpfen. Unsere letzten Kinder sind Zwillinge (jetzt sechs Monate). Aber wir sprechen darüber. Deshalb empfehle ich allen, denen es ähnlich geht: Sprecht mit Eurem Partner, sucht nach Kompromissen. Elternschaft ist manchmal hart,aber es lohnt sich wirklich, an der Beziehung zu arbeiten. (Carola A.)

Unsere Zwillinge sind jetzt drei Monate alt. Deshalb sind auch wir noch mittendrin. Was ich Dir empfehlen kann, ist, versuche etwas Zeit nur für Dich zu bekommen. Verlass das Haus und lass Deinen Mann die

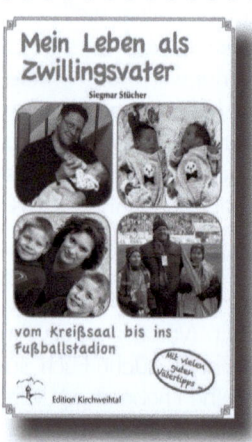

Aus dem Leben eines Zwillingsvaters

Siegmar Stücher war einer der ersten Zwillingsväter, die zur Feder griffen und aus ihrem turbulenten Alltag mit Zwillingen berichteten. Sein Buch wird im Handel und bei uns unter www.twins.de angeboten.

ISBN 978-3-927058-34-7, 19,90 Euro, auch im Buchhandel (online & Ladengeschäfte)

Kinder allein versorgen. Am besten gönnst Du Dir genauso viel Zeit, wie er außer Haus verbringen würde, wenn er arbeiten geht. Ich nenne es die Acht-Stunden-Challenge. Und eine Herausforderung (challenge) ist es wirklich. Mein Mann Hubert hatte allerdings ne Menge Spaß mit den Mädchen. Er fütterte und badete sie, er bespaßte sie und schaffte sogar noch einige Dinge im Haus zu erledigen. Was er nicht schaffte, auch nur ein bisschen seine Unterlagen, die er sich als Arbeit nach Hause mitgenommen hatte, zu bearbeiten. So war er die acht Stunden lang damit beschäftigt, sich um unsere kleinen Monster zu kümmern und er war in etwa so ‚produktiv', wie ich es unter der Woche bin. (Margarete H.)

Ja! Kommunikation ist eine Herausforderung in diesen Zeiten! Aber wie es so ist: kein Sex, Geldprobleme, totale Erschöpfung ... das alles spielt eine Rolle. Es kann nur besser werden, aber da sind beide Partner gefragt. Außerdem spielen gerade in der Anfangszeit noch die Hormone verrückt. Deshalb sollte man sich auch immer überlegen, ob man mit dem Arzt das Gespräch sucht, bevor man zum Scheidungsanwalt rennt. (Bernd R.)

Oh ja! Mehrlinge können Beziehungen zerstören. Dass wir über alles, was uns bewegt, gesprochen haben, war der einzige Weg durch den Schlamassel am Anfang. Ihr müsst über alles sprechen - über Eure Bedürfnisse, über Eure Erwartrungen an den anderen und über die Realität. Ihr müsst jetzt zusammen halten, Ihr seid doch gemeinsam für Eure twins da. (Marianne C.)

Mein Mann machte ähnliche komische Anmerkungen am Anfang. Und dann fing ich wieder an zu arbeiten an den Abenden. Er musste die Zwillinge in dieser Zeit betreuen. Fortan hörte ich keine Beschwerden mehr über den Sauberkeitszustand unseres Hauses. Niemand versteht, wieviel Kraft einem die Betreuung von Zwillingen rauben kann, bevor er oder sie es nicht selbst erlebt hat. Ich würde alle ermutigen, die so einen Nörgler zu Hause haben, ihm die Zwillinge für ein paar Stunden oder einen ganzen Tag anzuvertrauen. Außerdem sollte er eine Liste abarbeiten, was alles im Haushalt zu tun ist (saugen, Wäsche waschen, bügeln etc.) Es kann auch nicht schaden, so einem Nörgler zu sagen, dass man sich durch die Vorwürfe verletzt fühlt und dass man versucht, sein bestes zu geben.

Auch wir haben unsere Probleme, aber wir versuchen, darüber zu sprechen und das, wenn wir mal nicht so fertig sind. (Laura K.)

Als mein Mann hörte, dass wir Zwillinge bekommen, änderte er sich komplett. Er fing an zu trinken und auszurasten. Ich verließ ihn noch während der Schwangerschaft und die Scheidung läuft.

Der beste Weg, einen Vater zu mehr Verständnis für die Situation zu bringen, ist, ihm die Betreuung der Zwillinge auch einmal zu überlassen. In meinem Fall hat es zwar nichts mehr gebracht, aber wenn ich noch mit meinem Ex zusammen wäre, würde ich es so machen. (Angelika S.)

Da hilft nur, drüber reden. Sag ihm, dass Dich seine Vorwürfe kränken. Und sag ihm was Du von ihm erwartest.

Apropos Kränkungen: Mit meinem Mann habe ich folgenden Deal: Alles, was wir inmitten dieses Sturms zueinander sagen, zählt am nächsten Morgen nicht mehr. Vielleicht darf man auch all die Vorwürfe nicht immer so persönlich nehmen und muss etwas lockerer mit der Situation umgehen.

Ich habe auch festgestellt, dass ich meinen Frust immer auf meinem Mann ablade. Das machte ihn natürlich auch nicht gerade glücklich.

Also hört auf, Euch gegenseitig zu kritisieren und macht das Beste draus. (Margit T.)

Am Anschlag ... so habe ich die Not-Bremse gezogen

Situationen, in denen einem Kinder und Alltag über den Kopf zu wachsen scheinen, kennen viele Mütter, Zwillingsmütter sowieso. Wenn Schlaf- und Freudlosigkeit sich breit gemacht haben, braucht es Mut, sich das einzugestehen und nach Lösungen zu suchen. Diana nimmt eine Auszeit.

Den Vortrag mit Elia vorbereiten, für das Abendessen mit den Schwiegereltern einkaufen, Davor bei den Englischaufgaben helfen, einen Kontrolltermin beim Zahnarzt vereinbaren, Muffins für das Schulhausfest backen, Abschiedsgeschenke für die Lehrer mit den Kindern basteln, Besuchsmorgen, Elternabend: ich fühle mich wie ein Zirkuskünstler beim Versuch, immer so viele Bälle wie möglich in der Luft zu halten. Die Bälle wechseln mit zunehmendem Alter der Kinder, doch weniger werden es nie.

Das hat Folgen: Ich fühle mich überfordert und erschöpft. Immer schneller soll immer mehr erledigt sein, ich werde von Reizen überflutet und ertrinke in gewollten und ungewollten Informationen. Die ständige Überforderung und das Ignorieren der eigenen Bedürfnisse über einen längeren Zeitraum führen zu einer chronischen Migräne, Schlafstörungen und zunehmender Freudlosigkeit. Ich bin oft gereizt und dünnhäutig, der Schlaf ist nicht mehr erholsam. Die Ferien reichen schon lange nicht mehr, um meine Batterien aufzuladen, das Verausgaben und Über-den-eigenen-Kräften-Schaffen ist seit Jahren ein Dauerzustand.

Der moderne Familienalltag ist zu einem Gesundheitsrisiko geworden. In Zahlen belegen lässt sich das kaum, niemand in der Schweiz zählt die erschöpften Mütter und

Väter. In Deutschland allerdings schon. Das Deutsche Müttergenesungswerk ermöglicht Müttern - und auch Vätern - Kurmaßnahmen und führt kontinuierlich Statistik. Jährlich nehmen 40.000 Mütter das Angebot in Anspruch. Die Zahl der Kurmütter mit Erschöpfungssyndromen bis hin zum Burnout, mit Schlafstörungen, Angstzuständen, Kopfschmerzen oder ähnlichen Erkrankungen ist in den vergangenen 15 Jahren von 48 Prozent auf 97 Prozent gestiegen. Eine vergleichbare Organisation gibt es in der Schweiz nicht, doch Experten gehen davon aus, dass die Zahlen ähnlich sind. Wenn nicht gar noch höher: Dadurch, dass die Elternzeit in der Schweiz deutlich kürzer ausfällt, greift die Doppelbelastung Familie und Beruf viel früher. Kuren gibt es keine.

Mütter wollen dem hohen Erwartungsdruck gerecht werden und suchen häufig erst dann professionelle Hilfe, wenn sie nicht mehr funktionieren können.

Genau so erging es mir. Das Erkennen, dass ich am Anschlag war, war der wichtigste Schritt und zugleich der schwerste. Zuzugeben, dass ich überfordert bin und nicht dem perfekten Bild entspreche, das man von sich als Elternteil hat, fällt nicht leicht. Und darüber zu reden. Mit dem Partner, mit Freunden, Bekannten und der Familie. In Worte zu fassen, wie anstrengend das Leben als

Eltern ist. Jeder will immer gut dastehen und keiner erzählt freiwillig davon, dass er überfordert ist und sich Unterstützung wünscht. Als ich aber anfing, von mir und meinem Alltag zu erzählen kam dann oft ein 'Du, genau so geht es mir auch'. Zu erkennen, dass ich nicht die Einzige bin, die der Alltag an den Rand der Erschöpfung treibt, ist für mich extrem erleichternd gewesen.

Fünf Wochen stationäre Reha in einer psychosomatischen Klinik in Davos, raus aus dem Alltag, Batterien ein wenig aufladen, zur Ruhe kommen, Zeit nur für mich, neue Strategien lernen. Die Case Managerin der Krankenkasse redet mit sanfter Stimme, erklärt das Konzept, spricht auf mich ein, ermutigt mich. Wenn Schlafstörung, Gereiztheit und das Gefühl der ständigen Überforderung nicht mehr aufhören, kann es hilfreich sein, einmal hart auf die Bremse zu treten. Vor allem dann, wenn ein Blick auf die nächsten Tage mit dem Gefühl 'Das schaffe ich nie' einhergeht, ist ein sofortiger Stopp sinnvoll.

Es lastet zu viel auf zu wenig Schultern. Eltern in der Kernfamilie werden häufig alleine gelassen. Das Risiko einer chronischen Erschöpfung ist deshalb hoch. Dadurch, dass viel aufs Individuum abgewälzt wird, entsteht ein großer Druck bei den Eltern. Hinzu kommen die gestiegenen Ansprüche in der Leistungsgesellschaft. Wer eine Familie führt, ist 24 Stunden am Tag verantwortlich. Schule, Job und Freizeit sind eng durchgetaktet und gleichzeitig ein höchst fragiles Konstrukt. Kleine Einbrüche im System - Kind krank, Hütedienst fällt aus - rauben schnell viel Energie. Auch bei Alltagsroutinen ohne Zusatzbelastungen ist das Leben mit Kindern in der Kleinfamilie einerseits sehr bereichernd, andererseits fordernd bis überfordernd.

Evolutionär gesehen lebt der Mensch am besten in Verbünden: früher in Stämmen, später in Großfamilien. Eltern unterstützen sich gegenseitig, helfen sich aus, schauen auch nach den Kindern der anderen, machen Besorgungen füreinander. Eine Kleinfamilie kann nicht mehr auf solche Strukturen zurückgreifen. Sie muss sie sich daher selber schaffen. Das afrikanische Sprichwort, um ein Kind zu erziehen, brauche es ein ganzes Dorf, ist sehr wahr. Aber wir leben heute nicht mehr in solchen Verbünden.

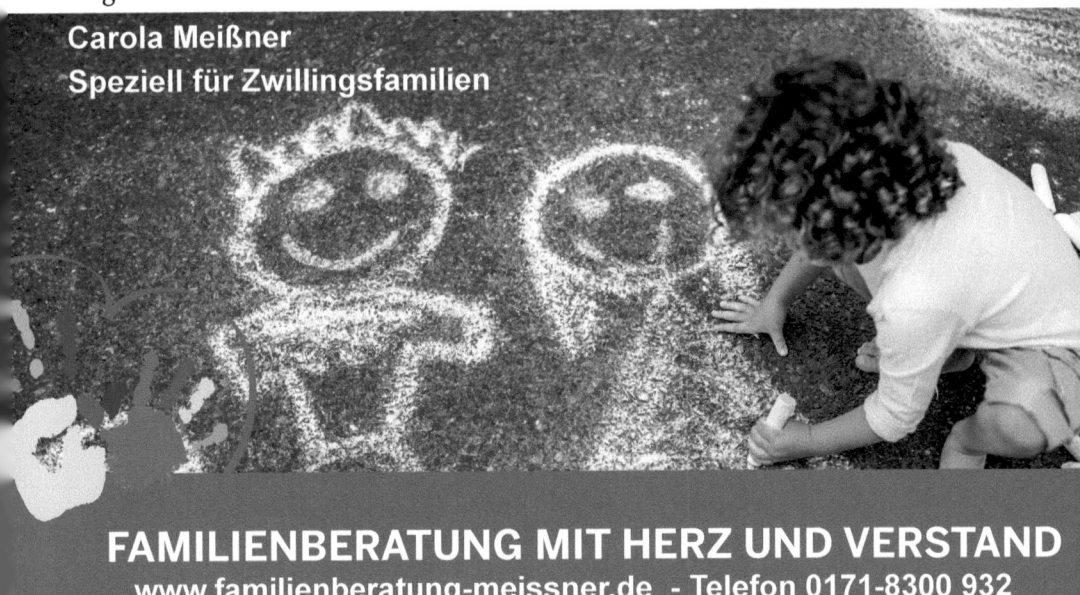

Immer alles abdecken und leisten zu wollen, was theoretisch möglich ist, ist unrealistisch und führt häufig zu einer Überforderung. Eltern müssen die eigenen Bedürfnisse wieder mehr wahrnehmen. In sich hineinhorchen und sich zu fragen: Was möchte ich und kann ich leisten? Wo sind meine Belastungsgrenzen?

Welche Wege führen aus der Überforderung? Ein guter Rat lautet: Baut Euch ein Dorf! Mit Nachbarn, Freunden, Bekannten, offiziellen Unterstützungsangeboten.

Ich habe gelernt zu akzeptieren, dass von den vielen Bällen, die man so gerne in der Luft halten möchte, auch mal einer runterfällt. Die Kunst besteht darin, ihn liegen zu lassen und lächelnd mit den Schultern zu zucken: Passiert. (Diana R.)

Help Hannah!

www.help-hannah.de

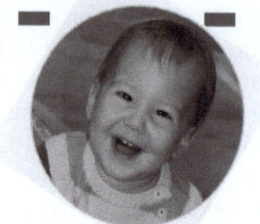

Als ich in Bad-Homburg-Dornholzhausen im Restaurant meines Zwillingssohnes Constantin zu Gast war (www.restaurant-lindenallee.de), sprach mich Manuel*, Connys Partner an. Er erzählte mir die Geschichte von Hannah, einem kleinen Mädchen, das an Spinaler Muskelatrophie erkrankt ist. Und gerettet werden könnte - durch ein Medikament.

Hannah war 14 Monate alt, als die Krankheit bei ihr entdeckt wurde. Genauso alt ist meine Enkelin Josephine, die ich gerade drei Wochen in Hamburg betreut habe. Ich möchte Hannah helfen und stelle deshalb hier ihre Geschichte vor. (*Manuel hat früher einmal mit Hannahs Onkel zusammen gearbeitet).

SMA ist eine seltene, lebensbedrohliche Erbkrankheit, die dramatische Muskelverluste verursacht. Durch die aktuelle Behandlung mit dem Medikament „Spinraza", welches alle vier Monate unter Narkose ins Rückenmark injiziert werden muss, konnte eine Verschlechterung ihres Zustandes verhindert werden.

Hannah kann nicht krabbeln, selbstständig sitzen oder mit Freunden neugierig das Leben entdecken. Doch trotz intensiver täglicher Physiotherapie, unzähliger Arztbesuche und 4 Lumbalpunktionen in 2 Monaten, hat Hannah nie ihre Freude am Leben verloren. Jeden Tag kämpft sie um Ihre Muskeln.

Aber es gibt Hoffnung. Im Mai 2019 wurde in den USA das Medikament „Zolgensma" zugelassen. Es wurde entwickelt, um die genetische Grundursache von SMA zu bekämpfen, indem das defekte oder fehlende Gen durch eine einzige Infusion ersetzt wird, um das Fortschreiten der Krankheit zu stoppen.

Statt alle vier Monate ins Krankenhaus zu müssen, hätte Hannah mit nur einer einzigen Infusion Hoffnung auf ein unbeschwertes Leben und eine unabhängige Zukunft.

Der Knackpunkt: Die Behandlung kann nur in USA durchgeführt werden und nur bis zum Alter von 2 Jahren. Hannah wird im März 2020 zwei Jahre alt. Das Medikament kostet 2,1 Millionen Dollar. Das zahlt natürlich keine Krankenkasse. Deshalb meine Bitte: Spendet einen (kleinen) Betrag für Hannah.

Bank für Sozialwirtschaft
Empfänger: Deutsche Muskelstiftung
IBAN: DE27 6602 0500 0008 7390 03
BIC/SWIFT-Code: BFSWDE33KRL
Verwendungszweck: Hannah

Ein Badeurlaub mit Kindern hat was ...

Als reiselustige Mutter dreier Söhne kann ich einen Badeurlaub immer nur empfehlen. Wenn die Zwillinge klein sind, vielleicht mit dem Auto an die Adria oder an die Nordsee ... bevorzugte Urlaubsländer sind Italien, aber auch Dänemark. Wenn die Zwillinge größer sind, ist aber auch die spanische Baleareninsel Mallorca ein Tipp ...findet Zwillingsmutter Gaby W.

Als unsere Zwillinge klein waren, haben wir ganz vorsichtig mit einem Badeurlaub in Italien angefangen ... und schon bald wurde die Insel Elba zu unserem Lieblingsziel. Die Strände in Scaglieri und Biodola waren hervorragend für einen Urlaub geeignet ...

Später, als wir schon kinderfrei unterwegs waren, ist uns die spanische Insel Mallorca ans Herz gewachsen. Unser Zwillingssohn Constantin hatte dort drei Jahre lang als Koch gearbeitet und wir haben durch Besuche bei ihm einiges kennen gelernt, was uns sonst verborgen geblieben wäre ...

Aber, lassen wir Zwillingsfamilie W. erzählen, wie es so auf Mallorca ist ..

Zu weit, zu stressig? Man muss sich auch einmal etwas zutrauen.

Unsere Zwillinge sind im März 2017 zur Welt gekommen. Nach einem mehr oder weniger stressigen Jahr sind wir dann zu unserem ersten größeren Urlaub aufgebrochen. Wir wollten nach Mallorca.

Uns wurde von allen Seiten abgeraten (Kinder zu klein, zu weit, zu stressig, bloß nicht fliegen, das Essen ... usw.)

Aber wir hatten keine Lust, unter Umständen in Deutschland oder in Holland im Regen festzusitzen. Und außerdem war ich wirklich urlaubsreif. Also suchten wir eine Urlaubsanlage, die für kleine Kinder geeignet ist und wir haben sie gefunden.

Unser Hotel war zu 80 Prozent von Familien gebucht.

Unser Hotel liegt in der Cala Mandia-Bucht. Freitag, den 27.5. ging es Richtung Flughafen los. Wir nahmen unseren Zwillingsbuggy mit und außerdem zwei einzelne Buggys, falls Aufzug, Zimmertüren und ähnliches zu schmal wären. Mit zum Gepäck gehörten natürlich Sonnenschirme, Regenverdecke, zwei große Koffer, eine große Reisetasche, Wickeltasche und das Handgepäck. Beim Einchecken in Köln hatten wir wider Erwarten keine Probleme trotz 25 Kilo Übergepäck. Den Zwillingsbuggy konnten wir bis eine halbe Stunde vor dem Einchecken behalten ... Gott sei Dank!

Mit zweistündiger Verspätung ging es dann in den Flieger. Die Maschine war fast ausgebucht und obwohl Kinder unter zwei Jahren keinen Anspruch auf einen eigenen Sitzplatz haben, hatte die Stewardess jeweils einen Platz neben uns freigelassen, so dass jedes Kind einen Sitzplatz hatte. Überhaupt müssen wir sagen, dass das gesamte Flughafen- und Bordpersonal sehr nett und zuvorkommend war.

Vor dem Start hatten wir den beiden Zäpfchen gegen Übelkeit gegeben und warteten nun mit Saftflaschen (Druckausgleich) auf den Start. Diese wurden dann gar nicht benötigt, da beide auf der Startbahn bereits einschliefen.

Der Hinflug war total unproblematisch.

Nach einer Stunde wachte unsere Tochter auf und vertilgte mit großem Appetit die Bordverpflegung. Nach zweieinhalb Stunden insgesamt setzten wir am Flughafen Palma auf und sie trank aus der Saftflasche. Ihr Zwillingsbruder Marius wachte erst nach der Landung auf. So hatten wir den gesamten Flug überstanden, ohne dass ein Kind geweint hatte.

Bei der Gepäckausgabe bekamen wir als erstes den Kinderwagen, so dass alles bedeutend besser klappte als vorhergesagt. Der Bus (mit Klimaanlage) zu unserem Hotel stand auch schon bereit und nach etwa einstündigem Transfer, sind wir glücklich in unserem Hotel angekommen.

Wir hatten ein Appartement mit Wohn/Schlafraum, Schlafzimmer, Kochnische, Klimaanlage und Halbpension gebucht. Bei der Ankunft stellte sich heraus, dass die Anlage hoffnungslos überbucht war und dass über die Hälfte der ankommenden Gäste zunächst auf andere Hotels verteilt werden mussten. Wir gehörten glücklicherweise nicht zu den „Opfern" und konnten unser Appartement sofort beziehen.

Das Hotel besteht aus einem Hauptblock, in dem die Restaurants, das Hallenbad mit Sauna, der Fitnessraum, der Arzt (vier Stunden täglich = sehr wichtig) und noch vieles mehr untergebracht

sind. Hier finden auch jeden Abend die großen Shows auf einer Freiluftbühne statt und ebenfalls die Kinderdisco, für die unsere Kinder natürlich noch zu klein waren.

Block B ist klein und gemütlich, in Block C waren wir untergebracht. Dort finden auch alle sportlichen Aktivitäten wie Tennis, Bogenschießen, Squash, Tauchkurse und vieles mehr statt. Im Miniclub kann man Kinder ab drei Jahren abgeben. Auch dort gibt es ein reichhaltiges Programm. Und bei Vollpension können die Kinder dort auch Mittag essen.

Nach drei Tagen bekamen wir ein anderes Appartement zugewiesen, denn erst waren wir im ersten Stock, was etwas umständlich wegen der Kinderwagen war. Dann durften wir in ein Appartement im Parterre einziehen, mit Terrasse und Wiese davor. Jetzt konnten wir den Mittagsschlaf unserer Zwillinge per Babyfon vom Pool aus überwachen und auch abends konnten wir an der Bar sitzen und hatten die beiden trotzdem unter Kontrolle. Die Appartements sind alle mit Klimaanlage und SAT-TV ausgerüstet. Außerdem sind richtig gute Kinderbetten vorhanden.

Kinder waren gern gesehene Gäste - mindestens 10 Zwillingspaare.

Nach etwa zwei Tagen hatten wir uns gut eingelebt und konnten den Urlaub richtig genießen. Da circa 80 Prozent aller Gäste mit Kindern da waren (und bestimmt noch 10 andere Zwillingspaare), eckte man auch nirgendwo an, zumal auch alle Angestellten sehr kinderfreundlich waren, besonders im Restaurant.

Im Hauptblock gibt es zwei Restaurants, man muss mit dem Aufzug in den Keller fahren, weil das Hotel am Hang gebaut ist. Da die Aufzüge sehr schmal sind, waren wir froh, dass wir auch die Einzelbuggys mitgenommen hatten. Das erste Restaurant ist sehr groß, auf verschiedenen Ebenen verteilt und ziemlich laut und dann gibt es noch ein kleineres Rondell direkt neben dem Pool und Kinderspielplatz. Das hat uns sehr gut gefallen, weil es nicht so voll war und auch schöner eingerichtet.

Die Zeit ist eigentlich viel zu schnell vergangen und durch die Kinder lernte man auch viele nette Leute kennen, so dass wir nach drei Wochen richtig traurig waren, als es wieder in Richtung Heimat ging.

Unsere Sitznachbarn hielten die Zwillinge während wir aßen.

Da auf dem Hinflug auch alles so gut geklappt hatte, hatten wir auch keine Angst vor dem Rückflug. Leider wurden wir sehr früh (um 8 Uhr morgens) abgeholt und der Morgen war deshalb etwas stressig. Aber auch jetzt klappte alles prima. Unseren Buggy konnten wir bis zur Maschine behalten, was natürlich prima war, da beide schliefen. Die Maschine war diesmal bis auf den letzten Platz ausgebucht, so dass wir die beiden auf dem Schoß hatten.

Beim Start waren die beiden dann hellwach und tranken aus ihren Saftflaschen, um den Druck auf die Ohren abzufangen. Als das Essen kam, haben uns die Leute neben uns gefragt, ob sie die beiden solange halten sollten, bis wir gegessen hatten. Und da unsere Zwillinge nichts dagegen hatten, haben wir unsere Kinder sehr gerne den netten Nachbarn überlassen.

Nächstes Jahr wieder?

Die letzte halbe Stunde waren Daniela und Marius dann doch etwas weinerlich, weil es auch wirklich sehr eng war. Aber die Landung haben sie dann wieder ganz problemlos mitgemacht. Abgeflogen bei 27 Grad und Sonne, Ankunft bei 14 Grad und Regen - toll!

Im Nachhinein lässt sich sagen, der Urlaub war super, das Hotel sehr zu empfehlen. Wer einen ruhigen, sportlichen Urlaub machen will, ist hier gut aufgehoben. Wer Trubel sucht, ist hier falsch. Wir überlegen uns tatsächlich, ob wir nächstes Jahr wieder buchen. (Gaby W.)

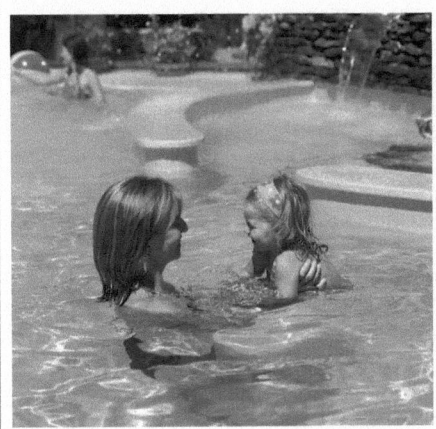

Folgende Ausgaben unserer neuen Zeitschrift sind jederzeit & immer zu haben unter www.twins.de und auf allen gängigen Internet-Buchbestell-Portalen. Als Buch für 9,90 €, als E-Book für nur 7,99 € (nur bis Ausgabe 17). Von Ausgabe 01 bis inklusive Ausgabe 20 wurde das Magazin unter dem Titel: „Das neue ZWILLINGE Magazin" veröffentlicht. Danach haben wir die Zeitschrift umbenannt, damit sie im Internet besser gefunden wird.

- Das neue ZWILLINGE Magazin - Ausgabe 01: ISBN 978-3-927058-22-4 (Print 9,90 €)
- Das neue ZWILLINGE Magazin - Ausgabe 02: ISBN 978-3-927058-25-5 (Print 9,90 €)
- Das neue ZWILLINGE Magazin - Ausgabe 05: ISBN 978-3-927058-36-1 (Print 9,90 €)
- Das neue ZWILLINGE Magazin - Ausgabe 06: ISBN 978-3-927058-53-8 (Print 9,90 €)
- Das neue ZWILLINGE Magazin - Ausgabe 07: ISBN 978-3-927058-60-6 (Print 9,90 €)
- Das neue ZWILLINGE Magazin - Ausgabe 08: ISBN 978-3-927058-65-1 (Print 9,90 €)
- Das neue ZWILLINGE Magazin - Ausgabe 09: ISBN 978-3-927058-67-5 (Print 9,90 €)
- Das neue ZWILLINGE Magazin - Ausgabe 10: ISBN 978-3-927058-73-6 (Print 9,90 €)
- Das neue ZWILLINGE Magazin - Ausgabe 11: ISBN 978-3-927058-79-8 (Print 9,90 €)
- Das neue ZWILLINGE Magazin - Ausgabe 13: ISBN 978-3-927058-84-2 (Print 9,90 €)
- Das neue ZWILLINGE Magazin - Ausgabe 14: ISBN 978-3-927058-90-4 (Print 9,90 €)
- Das neue ZWILLINGE Magazin - Ausgabe 15: ISBN 978-3-927058-93-4 (Print 9,90 €)
- Das neue ZWILLINGE Magazin - Ausgabe 16: ISBN 978-3-927058-95-8 (Print 9,90 €)
- Das neue ZWILLINGE Magazin - Ausgabe 17: ISBN 978-3-927058-97-2 (Print 9,90 €)
- Das neue ZWILLINGE Magazin - Nr. 18: ISBN 978-3-927058-99-6 (nur Print - 7,99 €)
- Das neue ZWILLINGE Magazin - Nr. 19: ISBN 978-3-927058-39-2 (nur Print - 7,99 €)
- Das neue ZWILLINGE Magazin - Nr. 20: ISBN 978-3-927058-43-9 (nur Print - 7,99 €)
- ZWILLINGE - DAS MAGAZIN - Nr. 21: ISBN 978-3-927058-46-0 (nur Print - 7,99 €)
- ZWILLINGE - DAS MAGAZIN - Nr. 22: ISBN 978-3-743141-65-0 (nur Print - 7,99 €)
- ZWILLINGE - DAS MAGAZIN - Nr. 24 ISBN 978-3-7431-6633-2 (Print 7,99 €)
- ZWILLINGE - DAS MAGAZIN - Nr. 25 ISBN 978-3-7431-7302-6 (Print - 7,99 €)
- ZWILLINGE - DAS MAGAZIN - Nr. 26 ISBN 978-3-7448-1375-4 (Print - 7,99 €)
- ZWILLINGE - DAS MAGAZIN - Nr. 27 ISBN 978-3-7448-6986-7 (Print - 7,99 €)
- ZWILLINGE - DAS MAGAZIN - Nr. 28 ISBN 978-3-7448-9922-2 (Print - 7,99 €)
- ZWILLINGE - DAS MAGAZIN - Nr. 29 ISBN 978-3-7460-1535-4 (Print - 7,99 €)
- ZWILLINGE - DAS MAGAZIN - Nr. 30, ISBN 978-3-7460-6536-6 (Print - 7,99 €)
- ZWILLINGE - DAS MAGAZIN - Nr. 31, ISBN 978-3-7460-7517-4 (Print - 7,99 €)
- ZWILLINGE - DAS MAGAZIN - Nr. 32, ISBN 978-3-7528-5015-4 (Print - 7,99 €)
- ZWILLINGE - DAS MAGAZIN - Nr. 33, ISBN 978-3-7528-3996-8 (Print - 7,99 €)
- ZWILLINGE - DAS MAGAZIN - Nr. 34, ISBN 978-3-7448-8516-4 (Print - 7,99 €)
- ZWILLINGE - DAS MAGAZIN - Nr. 35, ISBN 978-3-7481-8206-1 (Print - 7,99 €)
- ZWILLINGE - DAS MAGAZIN - Nr. 36, ISBN 978-3-7481-7183-6 (Print - 7,99 €)
- ZWILLINGE - DAS MAGAZIN - Nr. 37, ISBN 978-3-7392-0469-7 (Print - 7,99 €)
- ZWILLINGE - DAS MAGAZIN - Nr. 38, ISBN 978-3-7347-9177-2 (Print - 7,99 €)
- ZWILLINGE - DAS MAGAZIN - Nr. 39, ISBN 978-3-7460-9826-5 (Print - 7,99 €)
- ZWILLINGE - DAS MAGAZIN - Nr. 40, ISBN 978-3-7494-7969-6 (Print - 7,99 €)

Jedes Magazin (Buch) im Internet oder über www.twins.de
Ausgaben 01 - 17 und ab Ausgabe 24 auch wieder als E-Book auf
Amazon & anderen Portalen für 5,99 €.

ZWILLINGE - DAS MAGAZIN -
wird mit dieser Ausgabe eingestellt. Solange der Vorrat reicht, können die Hefte bei uns, danach lange noch im Buchhandel und über den online-Buchhandel bestellt werden.

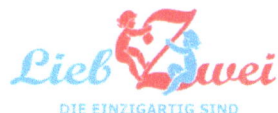
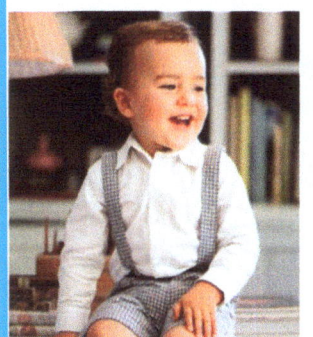
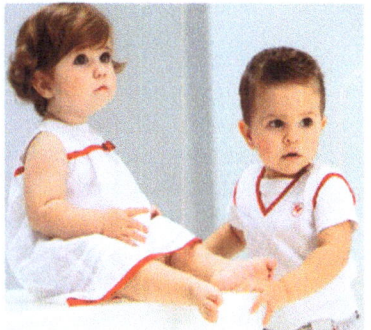
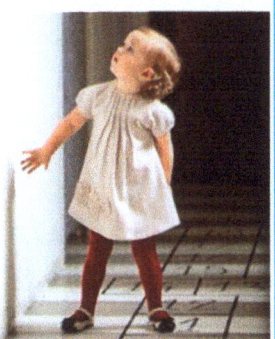

Geschenke: Immer mehr Elektronik im Kinderzimmer

Viele gute Vorsätze pflastern unsere Wege ... „Kinder nicht zu früh an elektronische Geräte", „Kinder dürfen nicht fernsehen", „Kinder dürfen nicht an den Computer" ... und dann können sich Eltern und Zwillinge der neuesten Technik doch nicht entziehen. Wenigstens sollen die Spielsachen dann von guter Qualität sein. Hier sind ein paar Ideen.

„Sowas wollte ich nie kaufen", verriet mir meine Schwiegertochter Stephanie und zeigte schamhaft eine Art „Kinder-iPad" vor. Meine Enkelin Josephine benutzt es heute (nach drei Monaten) noch begeistert und fängt gleich zu tanzen an, wenn sie durch Tastendruck etwas Musik erzeugt hat.

Also sollte sie doch gleich einmal zwei weitere Spielzeuge testen: Das Skip Hop Einhorn Spielhandy und die Farmstand Rock-a-Mole Gitarre vom gleich Hersteller.

Und wie erwartet kamen beide Geräte sehr gut an. Das sogenannte Finchen hatte es gleich raus, was es mit dem „Handy" machen konnte und auch die Gitarre hielt sie gleich im Arm - und zwar richtig.

Das Einhorn-Handy arbeitet mit Sound- und Lichteffekten, es macht Musik und leuchtet. Geeignet ist es für Kinder ab 6 Monaten. Es kostet circa 9,99 Euro.

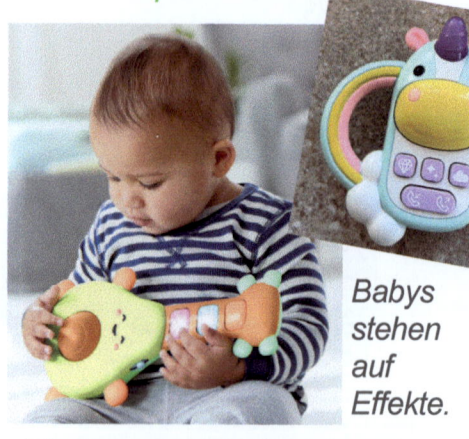

Babys stehen auf Effekte.

Die Gitarre im Avocado-Look macht auch Musik. Statt Gitarrensaiten gibt es einen dicken Knopf, den „Stein" der Avocado. Dreht man daran, spielt die Gitarre verschiedene Gitarren-Riffs. Genau das Richtige für die musikbegeisterte (hat sie von mir ...) Josephine. (Das Foto zeigt ein anderes Kind).

Geschichtenerzähler Lunii: Lasst Euch Geschichten erzählen

Lunii hat einen ganz besonderen Kinderbuchverlag ins Leben gerufen: ganz ohne Papier oder Bildschirm. Denn die Lunii Autoren entführen die kleinen Zuhörer stattdessen in die magische Welt der Fantasie. Mit toller Musik, einer spannenden Geräuschkulisse und fantastischen Sprechern. Schon heute stehen unzählige Geschichten, Reime und Rätsel für kleine und grosse Kinder auf dem Lunii Geschichtenerzähler und im Luniistore bereit. Mehr Info über die Geschichtenerzähl-Box unter **www.lunii.com**

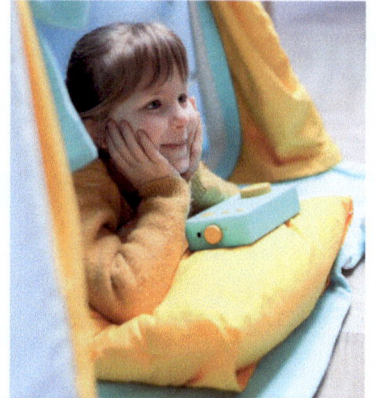